王耀堂（本名王庆华），中西医结合副主任医师，青岛育仁中西医结合医院院长；京城四大名医之孔伯华、施今墨再传弟子齐来增教授的开门弟子；国际中华性健康研究会房室养生学专业委员会首届秘书长；美国东西方人类性学研究所研究员；北京延昌燕京国医学派文化研究会秘书长。《世界华人性健康杂志》《中国性学百科全书》编委；中国人民大学健康管理学院客座教授；中国民族医药学会男科分会常务理事；中华中医药学会男科分会委员；青岛黄岛区政协常委、党校客座教授。

主编、参编医学专著八部；发表论文及科普文章100余篇；荣获八项国家专利；前列腺W点愉悦保健及ED手疗发明人；2007年10月在北京大学首届中美性治疗培训班期间，设计的阴茎外支架技术，受到了美国临床性学院Wm.Granzig院士的赞赏；2012年10月在纽约全球华人心理与性健康国际学术会议上公开首创的"ED手疗技术"；2016年11月在北京中国性学会第十二届中医性学年会上演讲《慢性前列腺炎的五步创新疗法》；2017年5月在捷克举办的第23届世界性健康大会上演讲《性功能障碍新疗法》；2021年6月19日主持召开"全国中医男科新论研讨会"；2022年其"仿乳腺炎治疗前列腺炎疗法"获非物质文化遗产项目。擅长中西医结合治疗：前列腺疾病、性功能障碍、不孕不育症、男女及家庭性问题的辅导与治疗。

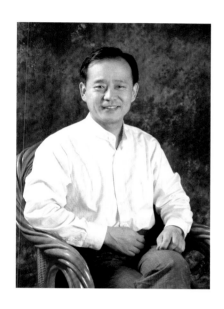

王耀堂　院长

U0271719

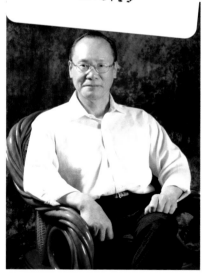

齐来增，京城四大名医孔伯华、施今墨再传弟子，自1971年始从事中医临床治疗50余载，擅治温热病、湿热病、内科及男妇科杂病。

1984年创始北京首家中医男科门诊；1992年建北京首家精子库并实施人工授精术（见：《百年北京中医》）；1998—2002年在美国皇家医科大学任中医教授，传授孔门、施门的学术思想与临床。

齐氏在男科理论上提出：从睾论治男子精子病为圭臬的学术观点。认为睾丸能造化生殖之精，其质为阴，其用为阳；用以质为基，质为用之本；睾之阴精盈满则神机强，作强健，方有"技巧出焉"之功能。

齐来增　教授

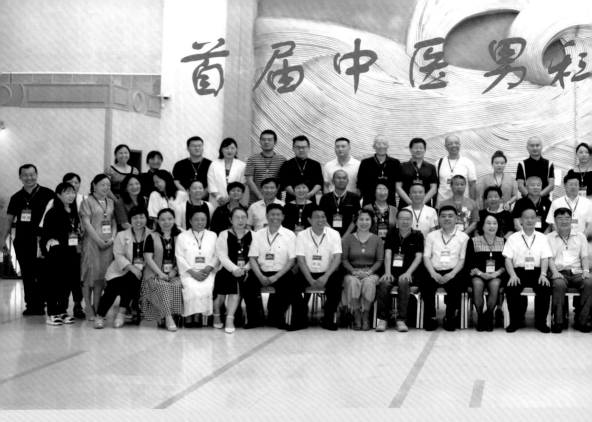

2021 年 6 月，王耀堂主持召开的首届男科新论研讨会

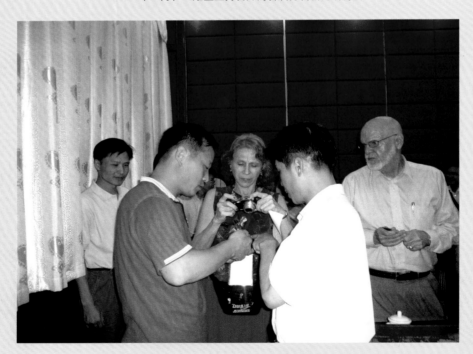

2008 年 10 月，王耀堂与美国哥伦比亚大学著名性学家朱迪·库仑斯基博士（中）交流

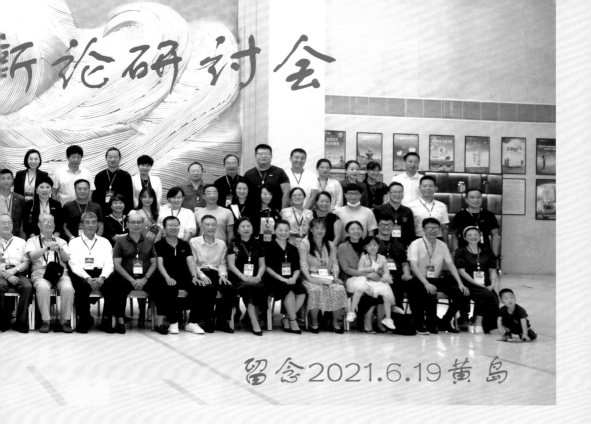

留念2021.6.19黄岛

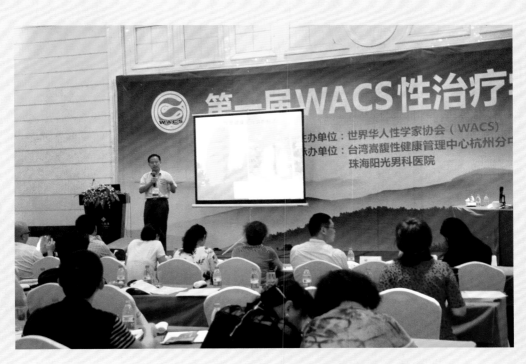

2014 年 8 月，王耀堂在杭州第一届世界华人性学家大会上演讲

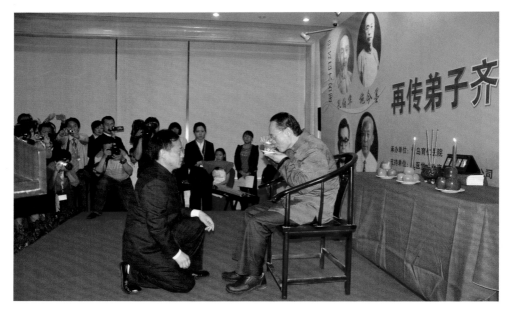

2011 年 9 月 25 日，王耀堂拜北京四大名医之孔伯华、施今墨再传弟子齐来增为师

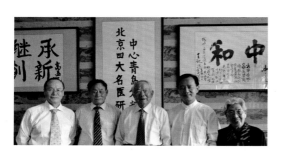

2013 年 10 月，北京中医男科创始人齐来增教授（左一）、北京中医药大学宋书功教授（左二）、国家级名老中医高益民教授（中）、中国医学科学院、协和医院华杏娥教授（右一）来青岛育仁医院指导

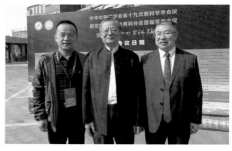

2019 年 11 月，王耀堂与中国工程院院士、男科专家王琦教授（中）和东南大学附属中大医院男科主任、博士研究生导师金保方教授（右）合影

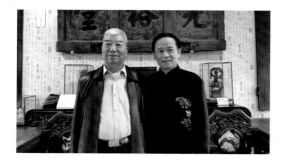

2021 年 10 月 21 日，《中华男科学杂志》创刊主编黄宇烽将军来我院参观交流

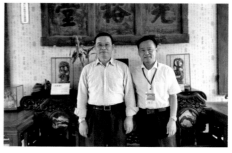

2021 年 6 月云南省中医医院名誉院长、博士生导师、医学博士后秦国政教授参观青岛育仁医院

男女养生
古为今用

王耀堂◎编著

齐来增◎主审

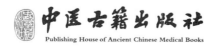

中医古籍出版社
Publishing House of Ancient Chinese Medical Books

图书在版编目（CIP）数据

男女养生 古为今用 / 王耀堂编著. —北京：中医
古籍出版社，2022.9
ISBN 978-7-5152-2569-2

Ⅰ.①男… Ⅱ.①王… Ⅲ.①养生(中医) Ⅳ.①R212

中国版本图书馆CIP数据核字（2022）第168095号

男女养生　古为今用

王耀堂　编著　齐来增　主审

策划编辑	杜杰慧	
责任编辑	杜杰慧　张雅娣	
封面设计	蔡　慧	
出版发行	中医古籍出版社	
地　　址	北京市东城区东直门内南小街16号（100700）	
电　　话	010-64089446（总编室）　010-64002949（发行部）	
网　　址	www.zhongyiguji.com.cn	
印　　刷	廊坊市佳艺印务有限公司	
开　　本	710毫米×1000毫米　1/16	
印　　张	17.75　彩插4页	
字　　数	210千字	
版　　次	2022年9月第1版　2022年9月第1次印刷	
书　　号	ISBN 978-7-5152-2569-2	
定　　价	79.00元	

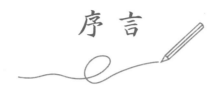

序言

　　现在有关性健康领域的知识如雪花般漫天飞舞，但是确如泥沙俱下，鱼龙混杂，让人们目不暇接，不知所措。不过，据中国工程院院士詹启敏多次向国务院的汇报所言："我们有三个90%，90%的药物知识产权在国外，90%的医疗装备靠进口，90%的临床治疗指南采用国外标准。""想象不到吧？"詹启敏的语调沉重起来，"很多新药我们有能力生产，但要等别人专利期结束，很多情形下，老百姓健康等不起。国人的身体素质、遗传背景跟国外不一样，但我们在用别人的指南治自己的疾病。"现实倒逼我们必须进行新医科建设。"新医科的目的就是改革，就是丰富，就是创新。"詹启敏谈道，"我们必须提升自主研发的能力。"要实现健康中国战略，满足老百姓日益多元的需求，医学必须走改革的道路。

　　性健康领域也是如此，一方面西药盛行，占据了很大的市场份额，也成为大多数医生的看家武器，但难免单调了一些，形成千人一方的尴尬局面；另一方面，中药保健品百花齐放、百家争鸣，形成内卷乱斗的局面，疗效堪忧。如何把握古为今用，古今结合；洋为中用，中西结合；融会贯通，纵横江湖，这就是我们这代人的使命。我说句心里话，别看耀堂年纪轻轻，刚过半百而知天命的年龄，真是不简单，闯龙潭，入虎穴，胆大心细，进退有据；上下五千年，纵横中西医，博古通今，汲取精华，

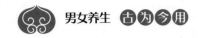

不畏艰辛，四处拜师，广学技艺，细心体验，不断总结，琢磨出一套行之有效的方法，进而寻求传播以造福大众，是难得的新一代精进分子，让我们为他喝彩鼓励。望其保持这种奋斗精神，发扬光大，继续前行。

马晓年

清华大学玉泉医院性医学科主任医师

中国性学会前顾问（原副理事长）

世界华人性学家协会副会长

中国抗衰老促进会创新与应用副会长

中国非公立医疗机构协会男科专业委员会顾问

中国心理卫生协会性心理专业委员会顾问

教育部老教授协会职业教育研究院首席顾问

2022 年 6 月 19 日

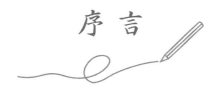

序言

祝贺王耀堂医生的著作《男女养生，古为今用》问世！

中华民族经过五千年的发展，留下了诸多宝贵的性文化遗产。房室养生作为中国传统文化的宝贵财富值得我们后代挖掘和借鉴。中国在2000多年前即提出了人类性的自然属性，例如：儒家的著名论点："食、色，性也"，已在当今中国广为流传。再例如，中国的房事理论提倡"阴阳天道观"：即性是自然的，不可压抑；性是快乐的，但不可纵欲；夫妻应和谐，做到"神会意感"等。古代房中术的发掘，对于现代人类性健康的促进与方法的改进均有可贵的影响力。

我与耀堂认识十几年，作为嘉宾参加过他组织的"中国家庭性福房室养生论坛"，也到过他创办的医院参观琳琅满目的藏品。他务实、好学、创新的精神让我很是看好。我推荐耀堂参加2017年5月在捷克举办的第23届世界性健康大会，他演讲的题目是"ED的手疗新法"着实让与会者耳目一新，属于原创。我们代表团一行八人，王耀堂作为基层民办医疗机构的临床大夫，参加世界性学大会在国内还是第一次，并且用海报的形式，首次展示了中国的性文化，各国代表赞叹不已。

《男女养生，古为今用》是一本融古推新的佳作，纵贯古今。耀堂医生对很多房室经典进行深度发掘整理，继承传统房中文化的精髓，结

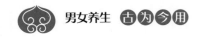

合自己临床心得和临床实践，创造性提出很多新的观点，行之有效。

本书通俗易懂、具有特色，每一篇文章后附的小贴士集知识性、趣味性、实用性于一体，引人入胜，值得一读！

胡佩诚

胡佩诚，北京大学医学心理学系教授，博士生导师，心理医生。现任世界促进中国精神分析学会主席，中国漂浮疗法会长。曾任亚洲大洋洲性学会会长，中国医学心理学分会会长，《中国性科学》主编等职务。曾主编或参编出版学术论著180多部，以中英文发表学术文章等共200多篇。2002年获得全国科普先进个人奖；2007年获得国务院特殊津贴；2008年获得国际性学界的至高荣誉"赫希菲尔德奖"；2010年获得北京大学教师的最高荣誉"桃李奖"。从1984年以来，坚持在综合医院的心理咨询与治疗的工作第一线；在心理治疗与督导等方面有丰富的临床经验。

2022年6月28日于北京

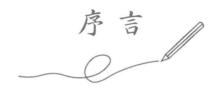

序言

　　我与王耀堂院长初识 2008 年元月在深圳召开的世界华人性学家协会成立大会上，那时我主持会议，他发言的题目是"性－产品－性治疗"，那时我才得知，他作为民营医院的大夫，还涉及性产品的研究，并且于 1992 年就已经取得了性治疗器具的国家发明专利。后来我三次到他创办的青岛育仁医院，亲眼欣赏了王院长的性文化收藏，亲临他对男科慕名求医者诊疗全程。让我印象最深的是在 2019 年中国性学会性教育年会上，他的"20 年无性婚姻案例分析"其治疗举措让人耳目一新。原来耀堂擅于融古推新，将古代房室养生学、祖国传统医学与现代科学相融合。

　　据族谱，作为彭祖之后，对房中养生了解肤浅，愧对祖宗。概要以示共勉：

　　房室养生由道家学派、儒家学派、医家学派三大学派相互融合，据传始于彭祖；有记载承续于老子，兴于秦汉，盛于晋唐，衰于明清。以现代生物－医学学科逻辑总结：它是关乎生物学、遗传学、养生学、哲学和教育学等多学科的智慧，理论与临床验于一炉，有方有药，防治结合，还论述了交媾方法、子嗣孕育、两性教育，篇章精辟，不乏真知灼见。孙思邈的《备急千金要方》提出："男不可无女，女不可无男，无女则意动，意动则神劳，神劳则折寿。"明确提出了性事的重要性，同时也说明了性欲是原动力。道家元同子云："男破阳太早则伤其精气，女破阴太早则伤其血脉。"这是最好的"欲不可早"的性教育。

房事养生学是祖国传统文化的瑰宝，遗憾的是尽管独树一帜，反而在兴旺域外人之手。20世纪50年代，荷兰汉学家高罗佩在日本偶然发现一册中文性学古籍《花营锦阵》，[①]为了复制和出版该古籍，就得查阅相关性学古籍文献，以此为契机欲罢不能，对中国房室养生情有独钟，潜心研究，成就了这本划时代的专著《秘戏图考》。[②]高罗佩的这本专著广为流传，深得性学大师金赛的推崇，更被中国性学界视为权威之作。

1948年被美国的阿诺·凯格尔医师所公布风靡世界的"凯格尔运动"，其实可以溯源到中国古代性养生之术：提肛"搓谷道"，唐朝医学家孙思邈在《枕中方》一书中规劝世人："谷道宜常撮"；20世纪六七十年代美国性学家卡普兰创造的"停－动－停"技术成为治疗早泄的金标准，实际上在《素女经》中早有记载；中国古代的"辟谷断食"之法却被日本人获得诺贝尔奖等等。

我因为与国外的性学同仁交流较多，还翻译了几百万字的外国性学专著，对现代性学有所心得，但两相比较，切身感受，虽然中国房室养

---

① "1949年我在荷兰驻东京大使馆任参赞，偶然在一家古董店发现一套名为《花营锦阵》的中国明代春宫版画集的印版，这套印版是从日本西部一个古老封建家族的收藏散出（18世纪时日本西部与对华贸易有密切关系）。由于此种画册现已罕觏，无论从艺术的或社会学的角度看都很重要，我认为自己有责任使其他研究者也能利用这批材料。最初我的计划是想用这套印版少量复制，限额出版，再加上一篇前言，讨论春宫画的历史背景。为写这篇前言，我需要有关中国古代性生活和性习俗的知识。在这以前，我在汉学研究中总是避开这一题目，原因是我觉得最好还是把这一领域留给合格的性学家去研究，特别是西方有关中国的新老著作信口雌黄，使我得出印象，误以为性变态在中国广泛存在。可是当我已不得不选定这一题目时，我却发现不论是从正经八百的中文史料还是西方有关中国的论著中都根本找不到像样的记录。"——转引自高罗佩原著序言。

② "我于1951年终于以《秘戏图考——附论汉至清代（公元前206—公元1644年）的中国性生活》为题出版该书时，它已长达三卷。由于该书中有复制的春宫版画及其他不应落入不宜读者手中的资料，我只印了五十册，并把它们全部送给东西方各大学、博物馆及其他研究单位。"——转引自高罗佩原著序言。

生自古就很发达，但现实状况却严重滞后，急需要挖掘传统房室养生宝库。耀堂能出此书，是对祖国房室文化正名之佳作，男女养生，古为今用，不仅能指导现代人们房室养生、健身养体，而且对开发房室养生的科学价值、健康价值、经济价值和社会价值颇有教益。

通观本书，内容丰富，结构严谨，思维清晰，观点引人入胜，文字通俗流畅，读后受益匪浅。本书不仅可以为临床工作者提供参考，也可选作家庭保健系列丛书，有助于夫妻和睦，家庭和谐，特为权宜之序！

彭晓辉

华中师范大学性学教授；中国性学会副会长；中华性学会创始人；中国计划生育协会特聘专家；中国生殖健康产业协会特聘专家；广州公信文化科技有限公司首席专家

2022 年 7 月 18 日

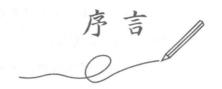

序言

2018 年 12 月，在台湾举办的"血脉同祖，圣脉同源"祖国传统医学交流活动中，我与王耀堂先生相识。方知王耀堂先生是北京四大名医施今墨、孔伯华第三代传承人、北京中医男科创始人齐来增先生的开门弟子，擅长中西医结合治疗男科病，还有很多科研成果及八项国家专利，喜欢收藏中医及婚育文化老物件，这让我对他刮目相看。

2020 年 8 月 CCTV 大型纪录片《身边的中药——男人的药》在青岛育仁医院开机拍摄，王耀堂是我们栏目组的主要采访对象，拍摄期间恰巧遇到北京患者不远千里慕名求医，让我对他青眼有加：原来王耀堂善于将古代房室养生学、祖国传统医学及现代医学有机融合，独辟蹊径、别出心裁，其辨证施治让人耳目一新，临床疗效良好。

据王耀堂介绍，长沙马王堆汉墓出土的竹简《十问》论"接阴之道"，黄帝与大成讨论怎样治疗"阳痿"，就提出"必食阴以为当（常），助以柏实盛良，饮走兽泉英，可以却老复壮，曼泽有光"。意思是常服滋阴之品、牛羊奶及睾丸，加服柏仁类药物，补益阴精，宁心安神，才能"却老复壮"（恢复功能），"接阴将众"（多次交合）。两千多年前古人就注重滋阴，而当代不少医者一遇阳痿就补肾壮阳，临床效果只能适得其反，而现在气候变暖，熬夜、酗酒等所致的阴虚十有八九，更需要滋阴。

关于前列腺炎，中医没有这个病名，认为属淋症、精浊范畴，古人向来都是从肾论治，而王耀堂应用异病同治的整体观念，仿乳腺炎治疗前列腺炎，可谓是中医界出乎意料之举，让中医在传承中有了创新、有了精进。他认为两腺体均由腺管组成，都有分泌功能，受激素调控，参与性活动，皆与肾经、肝经及阳明胃经联属，从中西医理论都能说得通。就现在两性健康现状而言，中国老祖宗的许多好东西却被外国人当宝贝，用以治疗性的疑难杂症。作为中华儿女深感惋惜，书中均有描述。

2020 年 10 月我们摄制组在阿拉善拍摄，王耀堂再次侃侃而谈房事养生与现代医学结合的那些事，正巧中医古籍出版社的杜杰慧教授也在现场，我们催促王耀堂能早日成书，如今此书终成。

据我所知，研究古代房室养生的大家有湖南中医药大学中医学院的周一谋教授、北京中医药大学的宋书功教授、上海大学的刘达临教授等，在国内外享有盛誉，民间不乏房中术达人，但能将古代房室养生学与临床相结合者为数不多。《男女养生　古为今用》便是最好的见证，它以科普的形式展示了古人的智慧，将成为男人幸福的枕边书、女人养生的聚宝盆。

徐而缓

中国中央电视台导演、制片人。《曲苑杂坛》导演、制片主任，《探索·发现》编导、撰稿人；大型纪录片《舌尖上的中国》（第 1 季）策划、总撰稿；大型纪录片《身边的中药》（第 1 季）总导演、总撰稿；编剧的大型动漫片《藏羚王》获第 44 届美国休斯敦国际电影节金奖。是中国蜜道第一人，蜜道首倡者。

2022 年 7 月 18 日

前言

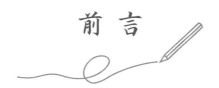

　　家庭是社会的细胞。家庭和睦是社会稳定、国家兴旺的重要因素。"夫妻"作为构建家庭的基础，只有夫妻之间恩爱和谐、如胶似漆，才能家和万事兴。

　　夫妻，意味着男女结合，相伴生活，是中国传统文化"阴阳相合"的具体体现，这个"合"字，是夫妻生活的重要部分，即性生活。《孟子·告之上》中写道："食，色，性也。"《礼记·礼运》中也有"饮食男女，人之大欲存焉。"可见，夫妻生活是人类繁衍与快乐的永恒主题。但年龄、心理、生活、工作环境、男女差异及匹配等因素受到影响，导致很多夫妻性生活不和谐、感情降温，甚至家庭破裂。据统计，目前男女30%~40%甚至更多存在性健康困惑或性功能障碍；就男性而言，早泄在成年男子中患病概率约为1/3，性功能障碍年轻化的趋势也逐渐加重，女性胁迫男方就诊者和因性功能障碍离婚者明显增多；同样，因女性性问题而导致的不和谐也不在少数。据中华人民共和国民政部发布的不完全统计数据显示：中国现有1/3的婚姻归于无性婚姻，有1/3的女性体验不到性高潮；我国离婚率已经连续17年呈递增状态，2010年中国离婚对数仅为267.8万对、2017年达到370.4万对、2018年为381.2万对、

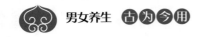
2019 年 404.7 万对……在这个庞大的群体中，70% 的夫妻生活不"性福"，73.4% 女性提出离婚。由此可见，夫妻保健，男女养生，是当今社会亟需关注的重要课题。

夫妻之事的"男女养生"，在中国古代称为"房室养生"也称"房事养生"，是性科学的重要分支。房室养生，历史悠久，源远流长，华夏五千年文献浩繁，春秋时期的道家学派，秦汉之际的黄老学派等，先后缔造出《合阴阳》《十问》《天下至道谈》《黄庭经》《素女经》《玉房秘诀》《医心方》等经典大作，为中华民族的繁衍，为世界的性文明做出了卓越贡献，可以说，中国房室养生学是世界上最早的性科学。从传统医学角度而言，房室养生学是养生第一学，它关乎养生、房事、种子、受孕、优生优育、传宗接代等诸多问题，几乎参与到一个人从受精卵开始到生命结束的每一个环节，不仅利于个人健康，也利于家庭幸福，更益于社会安定和谐，尤其对于缓解当下社会的低生育率及日益突出的离婚率问题有着不可估量的作用。

从现代性学来讲，历史上以说德语的性学家为首，掀起了第一次世界性学高峰；以说英语的性学家为首，掀起了第二次世界性学高峰。那么中国古代房室养生学是不是有点过时了？当然不会！著名性学家阮芳赋曾预言："由于一些客观因素，在 21 世纪，将以说汉语的性学家为首，掀起第三次世界性学高峰。"20 世纪，荷兰汉学家罗伯特·汉斯·凡·高立克旅居中国，痴迷于中国古代性文化，1961 年，他以英文著书立说"Sexual Life in Ancient China"，中文名为《中国古代房内考——中国古代的性与社会》在荷兰出版，成为全世界系统整理中国房中书籍的第一人，还拥有享誉中外的中文名——高罗佩。1948 年，美国医生阿诺·凯格尔公布的"凯格尔运动"，现在风靡世界，其核心内容在中国古代养生术中早有记载。《十问》就有"疏股，动阴，缩州（紧缩肛门）"，即民间常说的"提肛"，古人称"搓谷道"，道家称"搭鹊桥"。唐代药王孙思邈在《枕中方》提倡"谷道易常搓"，"日撮谷道一百遍，治病疗疾又延年"被老百姓广为传颂，乾隆就是搓谷道的实践者。20世纪六七十年代，美国性学家卡普兰创造的"停—动—停"技术成为治疗早泄的"黄金运动"，实际在中国古代《素女经》中就有记载。《合阴阳》中的男女之间产生的气味与刺激与现代"性信息素"比较吻合。《十问》中的长时间"阴阳不交"导致的男性"郁闭之疾"就是失用性"阳痿"，还有生殖器官衰老最快的记载，数不胜数。20世纪90年代，北京亮马河大厦举办的国际性学论坛，一位美国专家在报告中说"我治疗阳痿早泄等疾病，就是用中国古代的枕边书"；日本科学家大隅良典教授成功地探明了"辟谷断食"细胞自噬的启动机制，对预防和治疗癌症及神经类疾病有重要意义，这也让他荣获了2016年的诺贝尔奖，其实"辟谷断食"是中国道家房室养生的要诀之一；2017年10月在青岛举办的"中国家庭性福——房室养生论坛"上，美国学者詹姆斯不远万里来到中国，证明房室养生学中的《易筋经》《洗髓功》不是印度的，而是中国的……众多外国学者通过研究实践运用中国古代房室养生之术尝到甜头，找到"自信"，取得荣誉。而作为中华儿女，理应传承先贤智慧，发扬光大，助力人民健康、家庭幸福、祖国昌盛，这对实现伟大的民族复兴将产生积极的意义。

　　愿毫末之工，报师友厚望。我从事男科及两性学临床研究30年，90年代初随师父齐来增学习中医男科，通过师父先后认识了北京大学医学部教授、中国性学会的主要创始人王效道恩师，王教授对我在性学方面的研究帮助很大，我常常登门拜访，他送给我大量的性学资料，2000年

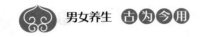

6月在曲阜我主持组织召开的"全国首届性科学与生殖健康学术研讨会"就是王教授力推促成的，让我在性学界崭露头角。1995年认识了清华大学著名性医学家马晓年教授，他鼓励我在前列腺保健愉悦方面研究实践，拓展房室养生学的新内容，探索出了适合夫妻的新型性福模式，让我多次在全国的性治疗学习班传授技术。世界华人性学家邓明昱是我事业上的良师益友，2008年1月及2012年10月推荐我在深圳、纽约参加世界华人性学家大会并演讲交流，还让我成为美国东西方性学研究所研究员。当代研究房事养生学的大家、北京中医药大学的宋书功教授，是房室养生学的启蒙老师，他几乎每年都来青岛，宋教授谈房室养生历史文化，我谈中西医男科及两性临床案例心得。有一次在乳山市把酒言欢，探讨到三更半夜，当时宋教授非常激动，认为研究房室养生理论层面的居多，与临床结合者太少，我们都为风靡全球的性治疗技术和理论，好多都出自中国古代房室养生学而感到惋惜。至此我暗下决心，立志发扬传承古老的房室养生学，先从学术论坛开始，于是在北京、上海、济宁等地组织专家学者多次召开筹备会议，经过多方努力，2016年10月由青岛育仁医院主办的"全国家庭幸福房室养生学术研讨会"在黄岛召开，来自北京、上海、香港、台湾、澳门等全国各地的男科、妇科、性学、性养生学专家，包括来自美国的詹姆斯等三百多人参加了大会，三十多家媒体予以报道。阮芳赋、宋书功、马晓年、邓明昱、胡佩诚、彭晓辉、金保方、孙伟、潘海、谢玲等教授感慨这是中国房室养生学有史以来开天辟地的第一次大会，具有里程碑的意义。

从此，我将房室养生学与临床治疗更紧密地结合，积累了经验，新思路、新观点、新技术不断涌现。2017年5月我参加了在捷克举办的第23届世界性健康大会，演讲了原创的"助勃的行为疗法"，北京大学医学部博士研究生导师、著名性学家、《中国性科学》杂志主编、中国代表团团长胡佩诚教授为我翻译。我用图片展示交流了"房室养生文化在临床性学中的应用"。各国代表对我带的课件光盘争相索求，我还将《春宫图》赠送给大会主席及秘书长，这是中国古代房室养生学第一次在世界性健康大会上展示。2019 年 9 月受著名性学家陶林会长邀请，我参加中国性学会在深圳举办的学术论坛，做了《应用房室养生术治疗二十年无性婚姻》的报告，得到与会专家的一致好评。印象最为深刻的是 2019 年 11 月在南京举办的中华中医药学会第 19 次男科学术年会上，大会主席秦国政会长点名让我做了《食，色，性治疗》的报告，是守正创新的新疗法，让人耳目一新。《中国男科学杂志》的创刊主编黄宇峰将军，于 2020 年 10 月 21 日还亲自来青岛育仁医院交流指导工作。2021 年 6 月我还组织了"中医男科新论"学术研讨会，全国各地的专家学者 120 人线下、40 多万人次线上参加会议，这也是传统中医与房室养生历史上的首次联袂。2022 年 4 月在中国性学会主办的私密整形大会线上会议上，我做了《男性私密——前列腺愉悦保健探索》报告，引发关注。

时光荏苒，不改初心。发扬中国房室养生文化的梦想如同一颗种子，在我心中生根发芽。在房室养生学与现代医学结合临床应用的同时，我还收藏了上万件中医药及"春宫文化"老物件。多年来也得到了师长的鼓励，亲友的助力，比如南京中医药大学的杜文东教授，将多年保存的房室养生学资料送给我。2020 年 8 月央视《身边的中药——男人的药》栏目组来我院采访，徐而缓导演鼓励我早日成书，如今应是开花结果的时候了。本书从古代先贤房室养生的著作中汲取营养，同时结合现代医学，去粗留精，去繁存简，让读者能够更直接地从中受益，在切实感受到"身体变化"后，真心认同中国古代房室养生的价值。更重要的是，书中不

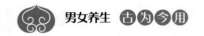

乏笔者分享的多年从医经验以及临床案例，如"助勃疗法""前列腺 W 点保健术"等等，均是我经过多年临床验证的成果，对改善男女性功能均有显著的作用。

"人民对美好生活的向往，就是我们的奋斗目标"，我深切认为，作为医者，人民对美好夫妻生活的向往，也是我们的奋斗目标。当然，中国房室养生文化及学问浩如烟海，本书内容恐难周全，只希望它能成为沧海一粟，为"房室养生，古为今用"尽一份绵薄之力，为男女养生带来裨益，成为更多夫妻的枕边书。

在本书编写过程中我的助理庞伟、高文方收集编辑资料，付出了辛苦劳动，深表感谢！

王耀堂

2022 年 6 月

目 录
CONTENTS

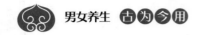

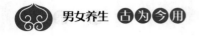

第一章

房室养生　谈古论今

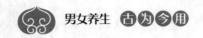

一 华夏房室养生溯源

房室养生是指男女两性生活的养生保健，房室也叫房事、房帏之事，简称入房、行房。凡是与性医学、性保健的论述，古代称之为房中术或房中学，也叫房中医学，当代称之为"传统中医性医学"或"性养生"。这一学科与生命孕育、优生优育、生长发育、生殖健康、延年养生及心身健康等诸多方面，均有密不可分的关系。

中国古代房室养生学的起源，可追溯到春秋战国时期的道家学派，秦汉时期的黄老学派，东汉以后的道教学派，缔造了《十问》《合阴阳》《天下至道谈》《黄帝内经》《素女经》《洞玄子》《玉房秘诀》《房中补益》等经典著作。鲁迅先生曾说过"中国根柢全在道教"。学界普遍认为，房室养生学的开创者是道家创始人老子，将道法自然，天人养生等理念融入房室活动中，即"房室养生学"的前身，随着历史的发展，房室学说也经历了不同的发展时期。

春秋到两汉，可归纳为房室养生的第一时期，总体以道家"节欲保精"为宗旨。人们认为"房室"是一件比较严肃的事情，上至帝王，下到百姓，讨论男女房室也只限于夫妇之间。在《十问》中有"禹问师癸治气之道"篇章，说的是大禹因操劳过度，性能力下降，导致夫妇不和，随后询问师癸治气之道，重振雄风之后，则"家乃复宁"。全篇并无淫秽之词，均为实事求是与养生保健之道，这一时期人们对房室观念非常的端正。另一方面对"节欲保精"体现得更加明确，司马迁所著《史记·封禅书》写道："太帝使素女鼓五十弦瑟悲，帝禁不止，故破其瑟为二十五弦。"意思是，当年素女在皇帝面前用一种有五十根弦的乐器弹奏，皇帝感觉这个乐器能诱惑男人的欲望，于是便将其一分为二，以免对男儿不利。而班固所著《汉书·艺文志》中写道："圣王制外乐以禁内情……乐而有节，则平和寿考。"意思是皇帝用音乐来协助控制自己的性欲，房室之乐需有节制，人才能长寿。在古代流传下来的春宫图上，便可看到古人做爱时旁边有音乐伴奏的场景，而现代"性治疗"中也常用音乐疗法。由此而看，面对性欲而不放纵，节制性欲以求养生，确实是这一时期的主流。

房室养生学说的发展离不开每个时代的国情背景，所以在"春秋到两汉"这第一时期中，汉武帝"罢黜百家独尊儒术"成为一个微妙的节点。此时，儒家学派对房室学说的发展有了"生杀大权"，但巧合的是这一时期，道家对房室研究的严肃态度，得到了儒家"重人伦"的肯定，虽然社会学派的主流转为儒家，但房室学说依然以"节欲保精"为宗旨。

汉末至隋唐五代，可归纳为房室养生的第二时期，这一时期以"纵欲守精"为宗旨。汉代之后，中华大地朝代更替相对频繁，连年战争，男丁稀少，"一夫多妻制"在封建社会愈发普遍，加之方术之士四起，采阴补阳、以人补人、多多御女的房室养生理念开始出现。孙思邈所著《备急千金要方》（又称《千金方》《千金要方》）中，"房内补益"篇写道："但能御十二女而不复施泻者，令人不老。""皇帝御女一千二百而登仙。"这一时期，且不说魏晋时期文人之间大兴迷惑人心的壮阳剂"五石散"，传说汉成帝肾虚不举，服用壮阳之剂过量一命呜呼。中国第一部《针灸甲乙经》的著者皇甫谧也因服散剂致残。

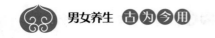

即便是大唐盛世，也以享乐为尊，唐代医家梅彪所著《石药尔雅》中收录几百种"助兴"石药方剂，据说连一代教育家韩愈也跟着凑热闹。虽然这一时期的房室趋向负面淫乐，谈不上"养生"，就连"闭精回流，固本守身"的理念也不符合现代医学之理。

宋代至清末，可归纳为房室养生的第三个时期，以程朱理学"存天理，灭人欲"的"禁欲"主义为宗旨，"饿死事极小，失节事极大"，各地贞节牌坊林立。从一个极端走向另一个极端。以至于房室学说的著作极少，道家不屑言之，儒家耻于言之，而医家则偏向于服务封建"重男轻女"的思想，将房室研究着重于"生儿育女"或"如何生男孩"传宗接代，甚至研究种瓜欲收豆的"转胎"秘方。还有缠足风俗开始于北宋，兴起于南宋，小脚"香艳欲绝""步步生莲花"，既可以防止"红杏出墙"，又满足了男人的"魂销千古"的变态心理。不过也有"第三性器官"之说，两脚相对可以脚交，走起路来"婀娜多姿"可以锻炼PC肌，与西方流行的高跟鞋也有异曲同工之妙。所以在这漫长的时间里，房室学说逐渐走向了阴暗与畸形。仅举一例，相传清代皇帝每次临幸妃子，由锦被包裹送入寝殿后，门外太监就要点一炷香，一炷香烧尽，就得提醒皇上"保重龙体"。一国之君况且如此，不难看出人们进入了"谈性色变"的时代。一些房中书、房中术面临绝迹，或在民间相传，或流向海外，而《痴婆子传》《肉蒲团》《如意君传》《金瓶梅》则成为四大禁书，不难看出"禁欲"的普遍性。明清时代倒是流行春宫图，民间杂货铺可以买卖的叫"避火图"，达官贵人书柜里放的是"秘戏图"，闺女嫁妆里送的称"压箱底"。

不过中医传统医家还能著书立说，《黄帝内经》《难经》《神农本草经》《伤寒杂病论》《千金妙方》等在辨证施治基础上的处法方药还是推动了房室养生。明代岳嘉甫的《男科证治全编》是中国第一部男科专著，惜已佚失。清末《傅青主男科》是现存的以男科命名的第一部著作，丹阳名医韩善徵《阳痿论》标新立异认为"阳常有余阴常不足"打破了千年来一遇阳痿就补肾壮阳的魔咒。清末长沙叶德辉从日本《医心方》辑录的《素女经》《玉房秘诀》《洞玄子》等及1973年长沙马王堆汉墓出土的《十问》《合阴阳》《天下至道谈》等，使失传一两千年的古籍经典又重见天日。1925年张竞生出版了《恋爱与卫生》，还组织编辑出版《性史》。1946年潘光旦翻译并出版霭理士的《性心理学》。40年代费孝通出版《生育制度》。性学的多元化开始萌芽。

新中国成立后，百废待兴，延续发展。1955年王文斌等编写《性的知识》；1958年吴阶平院士首创输精管结扎术时注入醋酸苯汞以杀灭精子；60年代重庆李顺强研究输精管注射粘堵术；1972年叶恭绍等编写《生理卫生》课本；1982年吴阶平等编译的《性医学》首度把性治疗介绍到国内；1984年詹炳炎进行了中国第一例同种异体睾丸移植手术，夏兆骥等在北大附属三院为张克莎实施中国第一例变性手术；1985年阮芳赋的《性知识手册》等性教育书籍出版；1986年《男性学杂志》创刊；1988年3月中国第一例试管婴儿在北京诞生；1988年深圳创办了《性教育》；1992年北京医科大学创办了《中国性学杂志》；王效道等经过8年的筹备于1994年成立中国性学会。八九十年代，中医、西医、心理各种两性书籍不断出版，协会、学会、中心、门诊蜂拥成立，全国、国际大会及学术交流频繁。1983年戚广崇在上海创立了中医男科；1984年齐来增创立了北京首家中医男科；1984年黄海波在呼和浩特创建了中医男性病医院；1993年关仁龙在重庆市成立首家性感集中训练实验室；马晓年获得大陆第一张美国性治疗师证书。1995年薛兆英、许又新、马晓年主编的《现代性医学》，1998年《性百科全书》及其他相关专著陆续出版等。江晓原的《性在古代中国》，周一谋的《中国古代房事养生

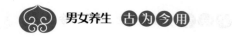
学》，王明辉的《中医性医学》，李彪的《中国传统性治疗学》，宋书功的《中国古代房室养生学集要》，刘杰的《中国八卦性学》，刘达临的《中国历代房内考》，赵振华编撰的《易筋经洗髓经》，樊友平等的《中华性学观止》，冯国超的《中国古代性学报告》，李元文、刘春英的《中医性医学》，金保方的《阳痿论评注》，秦云峰的《性事正能量与性康复》，夏桂成的《夏桂成中医妇科学》等等，让房室学说、学术著作进入大众视野。索延昌《虚证论》中的"男虚论"，是新中国成立后首次对男科病论述的文献。王琦、徐福松、秦国政、贾金铭、李曰庆、王润和、王均贵、戚广崇、郭军、毕焕洲、王劲松等中医男科专家均有大作。2007年中美性治疗班在北京大学医学部举行，民间的男女养生保健似雨后春笋般得以发展。2016年10月王耀堂在青岛举办了首届"家庭性福房室养生"论坛及"中国式性治疗班"。古今中外的学科相互融合，标志着房室养生进入了古为今用的时期。

小贴士：

名家论房室养生学的溯源

刘达临在《中国传统性医学的过去和现在》中介绍："从目前所能查考到的资料看来，传统性医学的初创始于汉代。其代表性的资料是湖南马王堆出土的一批竹简书和帛书。"

王沛在《中国传统性医学的研究与展望》一文中说："第一个时期是先秦两汉时期，可以说是中医性医学的萌芽至形成阶段。人类社会的'生殖崇拜'现象，即是中医性医学萌芽之标志，而《黄帝内经》和马王堆汉墓出土的房中著作的面世，更说明了该时期中医性医学的理论框架已经基本构成，至汉代，房中养生已独立成科。”

周一谋在《论中国早期的房室养生学》一文中说：“到了西周和春秋战国时期，许多古籍对男女性欲和两性生活做过种种论述，这是房室养生学的奠基阶段。到了秦汉时期，便产生了若干房中专著，特别是马王堆竹简《十问》《合阴阳》《天下至道谈》及《汉书·艺文志》等所载房中八家的问世，标志着中国房室养生学已经初步形成。”

宋书功在《中国古代性学概观》一文说：“中医性医学的文献资料散见于古代经史百家的著作中。老子提出节欲保精之说，应视为中国性医学的开创。其后2500余年以来，如关君子、孔子、战国至秦汉时期的黄老学派、东汉后的道教人物及历代医家人物等都探讨过性医学问题，产生过大量的性医学著作。”

刘杰在《中国八卦性学》中认为：原始社会晚期伏羲氏创立的《易经》是中国性学的开山鼻祖。《易经·下传》说：“有天地，然后有万物；有万物，然后有男女；有男女，然后有夫妇；有夫妇，然后有父子；有父子，然后有君臣；有君臣，然后有上下；有上下，然后礼义有所措。夫妇之道，不可以不久也。”把夫妇之道作为社会关系的首位，由夫妇之道而体悟出天地、乾坤、阴阳、刚柔之理。八卦是由卦爻组成的，有人认为卦爻起源于生殖器之崇拜。其中阳“—”代表男性生殖器，阴爻“――”代表女性生殖器。《易传》说：“天地蕴姻，万物化醇，男女构精，万物化生。”就指出了天地相应，阴阳交合，万物始能发生，没有阴阳之气化，就不会有生命现象的发生。从卦变看来，损自泰变，其未成卦也，下乾为天，

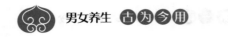
上坤为地，天气下降，地气上升，即天地蕴姻之象。其既成卦也，上坤变艮为少男，下乾变兑为少女，即男女构精之象。对"一阴一阳之谓道"这一命题做了透彻的说明。

二　道家房室养生：思节欲，重保精

老子李耳，为春秋时期著名的思想家、哲学家、文学家和史学家，道家学派的创始人，被誉为中国传统（房室）养生学的祖师。其著作《道德经》被历代传颂，成为明理、修身、齐家、治国等各个领域的指导文献，其中也点明了老子"节欲保精"的养生观念。

"节欲保精"，"欲"概念较为宏大，"性欲"只是其中之一，而"精"的概念并非男性"精子"，而是人体"元精"，所以"节欲保精"可简单理解为"节制欲望，保重元精"。那么，为何众多养生学者认为老子将"房室"作为养生的首要问题呢？这可以从《道德经》中寻找答案。

《道德经》第五十五章写道：

含德之厚，比于赤子。蜂虿虺蛇不螫，猛兽不据，攫鸟不搏。骨弱筋柔而握固，未知牝牡之合而朘作，精之至也。终日号而不嗄，和之至也。知和曰常，知常曰明。益生曰祥，心使气日强。物壮则老，谓之不道，不道早已。

在上文中，老子分三个层次来阐述"节欲保精"的概念。首先"含德之厚，比于赤子……牝牡之合而全作，精之至也"，这一句说明"人体元精充足时的状态"，其中"德"便可理解为"元精"（《道德经》中"道""德""法"等字词含义甚广，此处仅从房室养生角度理解）。意思是：新生儿是男女（父母）身体最宝贵的元精结合而成，出生时体内含有元精的程度最为浓厚，所以蛇虫不咬、猛兽不害、攫鸟不抓；虽然筋骨较弱，小拳头却握得很牢固，尚未懂男女之事，生殖器便有力勃起，这都是元精充沛的表现。其次"终日号而不嗄，和之至也"，将"精与欲"联系起来，意思是：终日哭喊声音却不会沙哑，这是因为元精饱满而欲望简单平和（哭喊索食），这样便不会损害身体。最后"知和曰常，知常曰明。益生曰祥，心使气曰强。物壮则老，谓之不道，不道早已"点明"节欲的智慧及纵欲的危害"，意思是：懂得平和无欲就懂得了生命的法则，遵循法则便会自强不息，而贪图纵欲便会过度消耗元精，此时看似变得强壮，实则正是不合天道，不合天道则过早走向生命尽头。

在这一段中，老子以婴儿为例，提倡"平和物语"的养生大论，虽未直接点名"性欲"，但提到"婴儿未知男女之事，生殖器却常常勃起"，实则是暗喻人们若节制性欲，规律房室，像婴儿一样珍惜元精，自身生殖能力（生命力）就会变强；而后，老子言明"过度消耗元精便会早亡"，同样是"节欲保精，有助延年"的意思。

此外，《道德经》第六章中写道：

谷神不死，谓玄牝。玄牝之门，是谓天地根。绵绵若存，

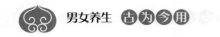

用之不勤。

上文大意为：元精汇聚，生命不死，世间生命即是阴阳（男女）；阴阳彼此交相融合（男女交媾），是天地间孕育生命的根本；阴阳交合之时，气息绵绵若存，仿佛创造一个新的天地（新生命），应用无穷。

这一段中，"玄牝之门"被理解为是男女的生殖器官。在房室活动中，男女元精从生殖器官泄出，若以道家方法吐纳调息，元精交融不仅会孕育出健康的生命，而且男女也可从中获取益处，这便是房室养生之道。结合前文，适当节制性欲，日常减少房室，不仅是为了自身保重元精，更是为了男女在彼此元精充沛时进行房室，提高"孕育生命"的质量，这便是老子养生的基本观点，也是后世房中养生家研究房室养生术的基本思想。

在老子《道德经》之后，《文始真经》被历代道教养生家奉为阴阳双修的理论根源。《文始真经》别称《关令子》（刘向《别录》）《关尹子》（班固《汉书·艺文志》），为文始真人关尹喜（《道德经》是关尹喜于函谷关遇老子，请而撰写）所著，其以独特的视角将"道"的玄意天地展示在世人面前，更将房室养生与道家气功有机融合。其中一段写道：

> 以我之精，合彼之精。两精相搏，而神应之。一雌一雄，卵生；一牝一牡，胎生。形者，彼之精；理者，彼之神。爱者，我之精。观者，我之神。爱为水，观为火。爱执而观，因之为本。观存而爱，摄之为金。先想乎一元之气具乎一物，执爱之以合彼之形，冥观之以合彼之理，则象存焉。

此段不仅将"男女元精，阴阳交融，孕育生命"等事项一一道明，分析房室养生的原理，劝导"重视房室，节欲保精"的理念。其实，历代道家及房室著作，如陶弘景的《御女损益篇》、孙思邈的《房中补益》、陈希夷的《房术玄机中萃纂要》，以及大众所熟悉的《黄庭经》《素女经》《洞玄子》等，或在房室养生文化中各抒己见，但核心思想均离不开道家"节欲保精"的观点。

小贴士：

胎停育

胎停育也称胚胎停育，是指在妊娠早期因某种原因导致胚胎停止发育，胚胎或胎儿死亡滞留于宫腔内未能及时排出，是自然流产的一种特殊形式。

胎停育的主要原因通常分为两大类：第一，为任何外界因素造成胎儿宫内缺氧，由于母亲各种疾病和外来创伤中断胎儿母体营养交换；第二，为染色体结构异常和遗传基因畸变，影响胚胎早期的发育。

中医认为胎停育与肾精不足、肾虚肝郁、气血亏虚、冲任不足有关。

男性精子质量异常也是因素之一。1980年男人的精子的正常形态合格率为80%，到了2010年降为4%，40年数目减少了一半，而且每年以1%的速度继续下降，少精症、弱精症司空见惯。

《黄帝内经·素问·上古天真论》谓："饮食有节，起居有常，不妄作劳，故能形与神俱，而尽终其天年，度百岁乃去。

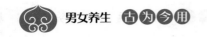
今时之人不然也，以酒为浆，以妄为常，醉以入房，以欲竭其精，以耗散其真，不知持满，不时御神，务快其心，逆于生乐，起居无节，故半百而衰也。"反观现代人纵欲过度、膏粱厚味、阴阳倒错、药物滥用、压力山大、以瘦为美、人际家庭关系紧张，早把老祖宗金玉良言忘在脑后。加上全球变暖、化肥农药、垃圾食品、电子化工等等，使人类的生殖能力急剧下滑，怀不上、生不出，滑胎、死胎司空见惯。保胎也就成了常态。

三　医家房室养生：人之欲，可愈人

中国传统医学与易学一脉相承，故有"医易同源"的说法。春秋战国时期，百家争鸣，出现了"黄老之学"多个流派。奉行老子《道德经》的研究"修道成仙"，奉行《黄帝内经》的研究"治病养生"，奉行儒家思想的"修身养性"。汉代，医家与道家逐步发展，相对独立，汉武帝"罢黜百家，独尊儒术"，然而医家侍君王、道家不染尘，故两家得于幸免；汉后，道家以炼丹修行为主，医家以治病救人为业，两者依然有千丝万缕的联系。

在房室养生方面，医家与道家有相通之处，却也有不同见解。相通之处在于，两者都认为"房室（性行为）"是人天生就有的欲望，不可随意禁止，所以道家强调"节欲"而非"禁欲"；医家则提倡"欲不可早、不可绝、不可纵、不可强"等，从未提及"不可欲"之说。不同之处在于，道家提倡"多御少泄""还精补脑"等，着重于房室中"阴阳交合术"的研究；而医家的研究方向仍在辨证论治，就是老百姓所说的"治病"，以及古人所说的"求嗣"，即对不孕不育的治疗。简而言之，男女无论是通过房室而患上的疾病，还是因疾病无法完成的性事，都可以通过传统中医学进行理法方药。纵观历史，医家在房室养生中"愈人"的理念不胜枚举。

治疗性事之病，保障房室健康。阴阳相交，鱼水之欢，是男女正常的需求，若不注重房室卫生、交合方法，也容易导致男科、女科疾病，尤其是通过性交可以传播的疾病，统称为"性传播疾病"。而对于性事之病的治疗，也是医家对于房室养生最主要的贡献之一。以汉魏时期为例，当时曹操曾将众多道家名仕聚于许都，包括王真、冷寿光、左慈等房中养生术的名家，均秉承道家"多御少泄"的观念，使整个社会由上而下都将房室活动当成"修仙之法"，权富阶层更以"御女多多益善"作为日常之乐，从而导致性事之病增多。此时，以华佗为主的医家，便将精力投入临证的工作之中，在著名的《华氏中藏经》内便有"治白（赤）浊""治秽疮""治前阴腐烂""治翻花秽疮"等数十方剂。由此可见，医家在房室养生中更加务实，以人体健康为前提，有益于大众。

关注女性，男女平等。由于古代男尊女卑的社会背景，大多数房室养生理论都以男子为主，很少顾及女子，更有甚者，将女子作为男子房室养生的"药引""辅助""工具"，完全忽视女子权益。医家则不同，医者父母心，多关注"病理"，所谓的"男女之别"并非"贵贱之别"，而是"阴阳之别"，即当代人所说"医生的眼里没有男人女人，只有病人"；可以说，医家在房室养生这一领域中，率先应用了"男

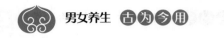

女平等"的观念。以宋代名医陈自明的《妇人良方》为例，共24卷，将妇产科病证分为"调经、众疾、求嗣、胎教、妊娠"等九大类，共269论，对妇学科做了比较全面系统地总结，为宋代以后妇科的发展奠定了基础；如"女人交接辄血出痛方""夫人小户嫁痛方"等，均为女性健康养生良方。女科医案、医籍较多，而男科较少，难怪后人还抱怨古人"重女轻男"。

　　"辨证"论欲，解析房室健康。道家的房室养生理念以"节欲保精"为主，而医家会根据阴阳五行提出方略。元代名医李鹏飞《三元延寿参赞书》中写道"男女居室，人之大伦。独阳不生，独阴不成，人道有不可废者"。其大意为，阴阳和合乃是人伦大道，若杜绝性欲，不仅对自身有害，同时也影响生命繁衍；而《黄庭经》中则写道"长生至慎房中急，何为死作令神泣"。意思是长命百岁者均对房室慎之又慎，令神仙感慨；可见，"绝与纵之间"便是医家对房室养生的辨证观念之一。医家提倡"欲不可早，亦不可强"，反对早婚，认为"男破阳过早，伤精气；女破阴太早，伤血脉"。古代很多帝王在未成年之际便登基，随之临幸后宫，长寿者极少；同时，年迈后精气虚弱，更不可勉强行房，唐代著名文学家韩愈晚年时有两位年轻美妾，因年迈不举，服用硫黄助阳，未过耳顺之年。简而言之，医家自古有"辨证施治"的理论，而在房室养生领域中，既有"重实情，不固守"的理念，也有临证用药。

　　自古至今，中国传统医学从不避讳"房室"，认为是天人大道，更是生命延续之根本。所以在房中术交接技巧的研究中，中医多延续道家理论，将研究重点放在"治愈人在房室活动所产生的疾病""以房室活动增益健康"及"房室活动后养护（生育）"等诸多方面。医家对房室养生的研究成果及相关著作，不仅为中华文明的传承、民族的繁衍保驾护航，而且对现在与将来仍有积极意义。

小贴士：房室故事二则

医案逸事

古代文献有记载男女房室不调致病的医案。据《史记·仓公传》所述，济北王的一位韩女侍者腰酸背痛，常发寒发热，名医淳于意望闻问切说：内寒，月事不下，此病为女子"失于交接""久不得欲""阴阳失调"而酿成经闭腰痛。元代李鹏飞在《三元延寿参赞书》中记载，唐靖是富家之子，阴部生疮溃烂，四处求医，被医家诊为"病得之欲泄而不得泄"，致使精道不通而生阴部溃烂之疾。清代诗人袁枚著的《小仓山房文集》记载："商人汪令闻，十年不御内，忽气喘头汗，彻夜不眠。（徐灵胎）先生曰：此阳亢也，服参过多之故。命与妇人一交而愈。"

医案故事说明房室生活是人的正常需要，不仅增加夫妻感情，还能预防疾病，促进双方的身心健康，起到养生保健的功效。

老夫少妻

自古以来，老夫少妻之事不胜枚举，尤其是在封建社会，有一定经济基础或社会地位的暮年男子娶二八之年的女子，很少是因为爱情，更多是为了给自己"治病"。正如《白鹿原》中田小娥最开始嫁给老举人，只是成为其"泡枣"的工具。最著名的当属北宋词人张先，在80岁时娶了18岁的娇妻，据说婚

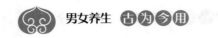
宴之上，苏轼还亲自为他写了一首传世名诗：

> 十八新娘八十郎，苍苍白发对红妆；
>
> 鸳鸯被里成双夜，一树梨花压海棠。

四　儒家房室养生：纵与节，重伦常

儒家学派在房室养生学的见解虽不及道家与医家，但儒家思想在中国历史上占有重要的地位，对房室养生的发展有着不可忽视的作用。

儒家对房室养生的观念大致分为两部分。一是认同道家"节欲保精"的理念：相传儒家学派创始人孔子曾问礼于老子，儒家虽并不赞同道家"无为"的治世理念，却对"节欲"的养生理念较为认可，这也符合儒家"和而不同"的处世观。二是"重视伦常"是儒家的重要主张，认为房室活动必须遵守伦理纲常，不得僭越规矩，不得荒废礼仪，反对男盗女娼，以及父女、母子乱伦，主张男女有别。男女婚礼的"礼仪"均为儒家所提倡，因此像"御女多多益善"的观点，与君子之道大相背驰，儒家是嗤之以鼻的。简而言之，儒家并不排斥男女房室，但相对于道家和医家"房室养生"着重于身体健康，儒家更倾向于修心养性，不被性欲所控制，强调"不孝有三，无后为大"，延绵子嗣，优生优育等。

儒家节欲，志在修心。儒家认为男女交合本身就是人伦大道的一部分，因此《孟子·告子上》中有传世名句："食、色，性也。"《论语·季氏》中写道："孔子曰：君子有三戒，少之时，血气未定，戒之在色；及其壮时，血气方刚，戒之在斗；及其老也，血气既衰，戒之在得。"若将其中"心血"二字引申为"心性"，可理解为：年少时心性未定，不要迷恋女色；壮年时心性冲动，不要争强好斗；年老时心性减弱，不要执着得失。由此可见，儒家将"节欲"视作对心性的磨炼。《荀子·正名》中也写道："性者，天之就也；情者，性之质也；欲者，情之应也……道者进则近尽，退则节求，天下莫若也。"大意为，性，是天生就有的；情，是性的实质体现；欲，是对情的生理反应……懂得养生之道的人，在可以纵欲时要会急流勇退，在无法纵欲时要甘心节制，天下便没有能与之相比的了。可以看出，其含义仍然是以心境控制欲望，以欲望磨砺心境。

优生优育，完善伦常。伦，即人伦，是指人与人之间的关系；常，即纲常，是"三纲五常（父为子纲、君为臣纲、夫为妻纲；仁、义、礼、智、信）"的简称。首先，正常繁衍子嗣，人丁兴旺，才能保持人与人之间的关系；其次，培养君子，方能更好维护纲常，而君子首先要有一个好身体。所以儒家不主张"多生"，而主张"优生"。东汉大儒，著名哲学家王充著有《论衡》，其中一段写道："妇人疏字者活，数乳者死，何则？疏而气渥，子坚强；数而气薄，子软弱……字乳亟数，气薄不能成也。虽成人形体，则易感伤，独先疾病，病独不治。"大意为，女子生子稀少，容易活命，生子多，则容易死亡，为什么呢？子少，先天之气足，孩子体质强；多则反之……若生的孩子过多，先天之气不足，即便有了人形，生下来也会容易受伤患病，不治而亡。孩子的先天精气秉承父母，若父母纵欲成性，精气不足，交合后孕育的生命自然先天不足，轻则体弱多病，重则寿命短暂。儒家认为这样草率孕育生命，是对生命的不尊重，不符合君子之礼，是没完成传承礼教的责任，因此在房室活动中非常注重优生优育。

其实，我们在书籍、电视剧等媒介中都会经常看到，古代朝堂之上

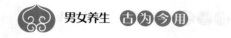

的股肱文臣多为儒家代表，他们总会劝说帝王不可沉溺后宫，但又期望皇室子嗣兴旺，其实这两者并不矛盾。劝说帝王禁欲，是为了让帝王把更多精力放在治国上面，这符合儒家"为政以德，尊君爱民"的治世观点；同时，也希望帝王不要随意挥洒"龙精"，提高质量，让每一个皇子都有成材的可能。

最后，分享一个北宋大词人苏轼"书四戒"的故事，侧面感受一下古代儒家是怎样看待房室养生。

出舆入辇，命曰"蹷痿之机"；洞房清宫，命曰"寒热之媒"；皓齿蛾眉，命曰"伐性之斧"；甘脆肥浓，命曰"腐肠之药"。此三十字，吾当书之门窗、几席、缙绅、盘盂，使坐起见之。寝食念之。元丰三年十一月，雪堂书。

苏东坡将"日常运动、起居习惯、房室养生、食疗滋补"并列为健康长寿四大要诀，儒家"房室养生"之观念，从此可见一斑。

小贴士：

儒家的"存天理，灭人欲"

"存天理，灭人欲"的理念是宋代著名理学家、思想家、哲学家朱熹的重要观点之一。由于朱熹是儒学集大成者，世尊称为朱是唯一非孔子亲传弟子而享祀孔庙者，所以很多人认为"存天理，灭人欲"是儒家观点，而且曲解其为"保存天地真理，泯灭人间性欲"，其实不然。

此处"人欲"是指超出人的基本需求欲望，如私欲、淫欲、贪欲等，这些欲望是朱熹建议革除的，因为这些欲望会影响读书人的心智，甚至会对社会造成不良影响。简单来说，人的欲望要有一个度，超过这个度就要及时制止。这一理念也并非朱熹发明，早在《礼记·乐记》中已经有：人化物也者，灭天理而穷人欲者也。于是有悖逆诈伪之心，有淫泆作乱之事。这里说的就是指泯灭天理而为所欲为的人，也正是朱熹所说应该及时"灭人欲"的人。所以这一说法，与"房室活动"几乎并无太大关系。

皇帝多薄命

在中国历史上有83个王朝，559个帝王，由于早殇、累于政事或沉溺淫乐，平均寿命为39.2岁。60岁及以上的有30个，70岁以上的有11个，超过80岁有清高宗乾隆（89岁）、梁武帝萧衍（86岁）、武则天武曌（82岁）、宋高宗赵构（81岁）、元世祖忽必烈（80岁）。

五　延绵子嗣　优生优育

常言道：不孝有三，无后为大。

此言出自儒家经典《孟子·离娄上》："孟子曰：不孝有三，无后为大。舜不告而娶，为无后也，君子以为犹告也。"后世学者虽对"无后"之意各有见解，但流传最广的还数汉代经学家赵岐所著《孟子章

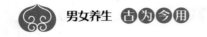

句》（最早的《孟子》注释文献），解释为："于礼不孝者有三事：阿意曲从，陷亲于不义，一也；家贫亲老，不为禄仕，二也；不娶无子，绝先祖祀，三也。三者中无后为大。"由此可见，延续后代，繁衍子嗣是人生大事。

"求嗣"是传统性医学的一门学科，常与房事养生学并论。房室养生的目的主要有三方面：其一，满足男女生理心理需求，达到健康长寿的效果；其二，享受性生活，提升婚姻质量，促进家庭和睦；其三，阴阳相交，孕育生命，传宗接代。无论是道家"以我之精，合彼之精"的说法，儒家"无后为大"的观点，还是医家对治疗"不孕不育"的历代研究，均将房室养生与繁衍子嗣紧密联系在一起。

历代对于子嗣问题的研究

子嗣问题最早可追溯到上古时期的伏羲八卦。八卦之中，"乾""坤"两卦分别代表"父""母"，其余六卦则为子女；乾卦三爻均为阳，当底部一爻变为阴，为长女"巽"；中间一爻转阴，为次女"离"；上面一爻转阴，为幼女"兑"；坤卦三爻均为阴，当底部一爻转为阳，为长子"震"；中间一爻转阳，为次子"坎"，顶部一爻转阳，为幼子"艮"。可以说，伏羲八卦本身就代表一个大家庭，也暗含"阴阳相交，延绵子嗣"的意义。同时，《易经·爻辞》中也有"不孕不育"的记载，说明古人很早就对"子嗣"问题重视。

战国至两汉时期，古代性学著作《素女经》编纂成书，书中有载："人之始生，本在于胎合阴阳也。夫合阴阳之时，必避九殃。"九殃：日中、夜半、日食、雷电、月食、虹霓、冬夏至日、弦望、醉饱。《玉房秘诀》所说更详细，罗列十几种，认为这些情况下受孕生子不好，有

"大醉之子必痴狂""劳倦之子必夭伤"等。强调了阴阳交合是女子怀胎，孕育生命的基础，站在"优生优育"的角度，其中有些符合现代科学。

在子嗣问题的研究中，古代先贤首先思考的是"男女到了多少岁可以生育"，而这一问题在《黄帝内经》中也有所解答："（女）二七而天癸至，任脉通，太冲脉盛，月事以时下，故有子。男子二八，肾气盛，天癸至，精气溢泻，阴阳和，故能有子。"意思是女子十四岁（左右）第一次月经后，便可怀孕；男子十六岁后，肾精充沛，精子开始成熟，可让女子受孕。三国时期的名臣王肃还在《诗·摽有梅·疏》中言到："男十六而精通，女十四而能化，自此以往，便可结婚。"但是，古籍中所提及的"女子二七，男子二八"，是指这个年纪已经有了孕育生命的能力，而并非适宜婚配生育。《周礼·地官·媒氏》中有言："媒氏掌万民之判……令男三十而娶，女二十而嫁……若无故而不用令者，罚之。"《春秋谷梁传·文公十二年》："男子二十而冠，冠而列丈夫，三十而娶。女子十五而许嫁，二十而嫁。"可以看出，古人认为"男子三十，女子二十"为适婚（生育）年龄，这与当下的男女结婚年龄接近。南齐《褚氏遗书》中便从"优生优育"的角度解释了为何男女不适宜早婚："（男女）皆欲阴阳完实而交合，则交而孕、孕而育、育而子坚壮长寿。已近男色，阴气早泄，未完而伤，未实而动，是以交而不孕，孕而不育，育而子脆不寿。"简而言之，男女自身还未生长发育成熟，体内的精子、卵细胞虽可以完成受孕，但并未充实饱满，很难孕育出健康长寿的高质量后代。

隋唐时期，多数人会武断地将"婚后无子"的问题归咎于女性，但医家却保持着公正的态度，较为深入地研究不孕不育的原因，不断总结经验。唐代医家孙思邈在《千金方》中便提出："凡欲求子，当先察夫

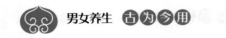

妇有无劳伤、固害之属。"相当于现代社会的婚前体检；又写道："凡人无子，当为夫妻俱有五劳七伤，虚羸百病所致，古有绝世之殃。夫治法，男服七子散，女服紫石英门冬丸及灌包汤及坐导药，无不有子。"孙思邈将孕育之事一分为二，男女需共同治疗，方能有效。

到了宋代，医学家陈自明所撰写的《妇人大全良方》称为里程碑式的著作，二十四卷专门讲述"求嗣"，成为宋以后的妇科与性学的先驱。金元时期，社会动荡，却有朱丹溪《格余致论》熠熠生辉，以"男以精为本，女以血为本"的思路，提出"阳常有余而阴常不足"的理论，为子嗣临床诊治奠定基础。

明代被誉为子嗣研究的盛世，先有医学家万全撰写专论子嗣问题的经典《广嗣要纪》，从"修得、寡欲、择配、调元、协期"等诸多方面，系统地阐述了子嗣论点，更首先提出男女应共同达到高潮，有助于生子的理念。其原文写道："男女动情，彼此神交，然后行之，则阴阳和畅，精血和凝，有子之道也。"随后，同代名医王肯堂、张景岳、岳甫嘉等分别在著作中提出"男女同治""择选优生""男性宜葆先天之精，不可推责于女"等理论……几乎与当代相吻合。

清代，医家对治疗"不孕不育"有了较为成熟的体系，名医叶天士根据临床经验，复提"养精蓄锐，待时而动"的观点，在著作《秘本种子金丹》内写道："种子之法，男当养其精，而节其欲，使阳道之常健；女当养其血，而平其气，使月气以时下，交相培养，有子之道也。"回归了房室养生学"节欲保精"的初衷，倡导延绵子嗣是男女共同的责任，只有种子饱满，大地肥沃，才能生根发芽，开花结果。

古人也有认识的局限性，关于受孕时刻，各家学说大相径庭，有的将夜半列为"九殃"之一，认为"夜半之后，鸡鸣之前"受孕最佳，《洞玄子》："夜半得子为上寿，前为中寿，后为下寿。"今天看来已经没什么意义。关于《素女经》："妇人月经后三日，交接方能怀孕"；《千金要方·养性》："过六日后，勿锝施泄，既不得子，也不成人。"与现代科学相差千里，以讹传讹，流传两千年，就是到了1984年高校教材《中国医学史》（上海科技出版社），全书二十二万字就没有言及此事，还有《洞玄子》"候女之月经断后则交接之。一日三日为男，四日五日为女"，《千金要方·养性》"但待妇人月经绝后一日三日五日，择其王相日，生气时夜半后乃施泄，有子皆男，必寿而贤明高爵也；以月经绝后二日四日七日施泄，有子必女"。这当然纯属臆说，不符合科学道理。所以应用房室养生，必须汲取精华去其糟粕。

夫妻求嗣注意要点

医家先贤根据历代子嗣的探索探究，总结出了六项利于男女孕育，优生健康的经验要点，相信能为婚后夫妻自然受孕带来帮助。

1. 夫妻适龄

目前，我国男女法定结婚年龄为：男性不得早于二十二周岁；女性不得早于二十周岁。此规定在一定程度上，考虑到了男女生育条件是否成熟，虽然"女子十四天癸，男子十六精通"，但发育还没有完全成熟，性格还不完善，连自己都照顾不好，生育子嗣更是无能为力。同样，男女受孕年龄也不宜偏大，尤其是女性最好不要超过三十岁，否则不利于优生优育。

2. 感情和谐

男女进行房室活动，彼此心甘情愿，情投意合，切不可勉强。若房

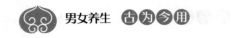

室活动只为延续子嗣，夫妻心有杂念或精神紧张，则无法投入到性爱之中，彼此不易获得性高潮，也不易怀孕。现代医学研究精子与卵子存有信息素，两情相悦更利于受孕。

3. 天时地利

本书另一节"房室禁忌"中阐述了许多不宜房室的节气、天气，地点、环境等，可做参考。人生活在自然中，阴阳交合应顺应自然环境。

4. 节欲强精

通常专指男性，日常应注意节欲保精，倘若不惜精子，挥霍无度，待到求子之时，难免精液稀薄，降低受孕概率。

5. 待时而动

通常专指女性，女子下次月经前14～16天是排卵期，古称"氤氲之日"，这几天女子流清色白带、性欲旺盛，稍一挑逗就会泛起红润、阴部湿润。这两天进行交合，受孕概率大大提升。

6. 饮食运动

"男女备孕"，在日常生活中注意饮食，戒烟戒酒，生活规律，适量运动，就会"阴平阳秘，精神乃至"，男性精子质量提升，女子气血充盈通畅，不仅提高受孕概率，还有利于胎儿的健康生长。

现代科学"优生优育"中的"育"，除了"发育"的意思之外，还包括孩子的"教育"问题。正如古人所说"生而不养，误子一生；养而不教，误国一处"。因此，为了孩子，为了父母，为了小家，也为了大家，孕育一个健康的宝宝是父母应尽的责任。

另外生育文化、民族传承教育也挺重要，目前中国老龄化、少子化严峻，放开三胎政策后，响应者寥寥无几，不少年轻人愿意过丁克生活，尤其是90后，不愿结婚生子，喜欢当"躺平族"，与麒麟送子、多子多福、传宗接代的观念淡薄不无关系。

小贴士：

不孕不育症

女性不孕症：女子婚后未避孕，夫妇同居1年以上，性生活正常，配偶生殖功能正常，而未有受孕者称为不孕症。

男性不育症：世界卫生组织（WHO）规定，夫妇不采取任何避孕措施生活1年以上，由于男方因素造成女方不孕者，称为男性不育症。正常夫妇每月的受孕率20%～25%，半年受孕率75%，一年受孕率约为90%。WHO研究显示，大约15%的夫妇不能生育，其中约20%的不育由男方因素造成，30%～40%是男女双方共同因素，男性占了一半，且有上升趋势。目前，新的诊治方法和辅助生殖技术的发展，为不孕不育症患者带来了爱情结晶。但一些可通过中西医结合治疗的疾病，如精索静脉曲张、前列腺炎、月经不调、输卵管炎等往往被忽略，一味地追求"试管婴儿"。

接生婆

接生婆，学名"稳婆"，旧时民间专门替产妇接生的职业。

稳婆一行自古便有，最初形成于东汉，至唐宋时期已具行业规范，为民间"三姑六婆"之一，甚至颇受尊敬。明清时

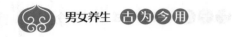
期，永安一带稳婆颇具声望，她们一般在自家门口悬挂招牌，上书"祖传某奶收生在此"的字样；小小燕城，稳婆多达十余人，十里八乡稳婆多人。稳婆一行也有自己的"春典"，即专业术语，如"锁母"代指孕妇，"报喜"代指羊水破，"挂喜"代表即将分娩，"才喜"代表分娩。

建国之后，随着医疗事业的发展，卫生安全意识的提高，怀孕生产多前往正规医院产科，稳婆一行逐渐消逝。

六　阴阳之道与五行变化

房室养生源于道家的养生理念，道家认为，世间万物万事皆可归于阴阳之道与五行变化，房室活动依然如此。首先，男子为阳，女子为阴，所以夫妻房室也称之为"阴阳交合""阴阳大道"，阴阳调和则生活和谐，阴阳不调则生活矛盾。其次，人体与自然呼应相交的同时，身体也自成一个小天地，五脏六腑分属金、木、水、火、土五行，房室活动以肾为基，以心为念，为五行中"水火相交"之态势。故而，房室活动需符合阴阳调和之道，符合五行相生之理，方能达到养生功效，反之则有害心身，重者有损寿命。

《素女经》中，黄帝也曾就此询问素女：

黄帝曰：吾气衰而不和，心内不乐，身常恐危，将如之何？

素女曰：凡人之所以衰微者，皆伤于阴阳交接之道尔。夫女之胜男，犹水之胜火，知行之，如斧鼎能和五味，以成羹臛；能成阴阳之道，悉成五乐。不知之者，身命将夭，何得欢乐？可不慎哉？

大意为，黄帝问：自己气力衰竭，气脉不和，内心郁郁寡欢，总心惊胆跳，也不知是患了什么病。素女回答道：凡是人身体机能衰减，几乎都与房室不和而导致的阴阳失衡有关；男子如火，女子如水，女强男弱，则火被浇灭（男强女弱，则水被煮干）；男女房室，正如烹调一样，水火相济才能将食物煮好；能洞悉水火交融的奥秘，即窥探阴阳相合之道，方能尽尝房室乐趣；否则，且不说其中乐趣，甚至有可能影响身体健康；由此而看，房室生活怎能不慎重对待呢？

素女将房室活动中的男子比喻成火，女子比喻成水，这与现代医学解析男女高潮有异曲同工之妙。现代医学研究发现，在男女性爱过程中，男子性欲来时强烈，以阴茎勃起为表征，消退也快，高潮以射精为表征，射精之后性欲和快感直线下降；这正如"火"一般，容易点燃，熄灭也快。而女子则不同，往往需要二人进行一段时间的爱抚，性欲才会唤醒，兴奋逐渐攀升，以阴道湿润为主要表征，去时较慢，高潮以"叫床"为主要表征，高潮后进入消退期，快感缓缓退去；这正如"水"一般，需要时间逐渐升温，沸腾后也需时间慢慢冷却。懂得此中道理，男子则应将房室的"前戏"做好，以防女子尚未高潮而自己便射精结束，同时也要注意射精后切勿匆匆睡去，应与女子互动片刻，满足女子的"惯性模式"，增进感情；女子也应体谅男子生理特征，一方面自己要集中精力，争取尽早进入身心愉悦的状态，一方面切勿过于挑逗或急于索要，以防匆匆了事，意兴阑珊。

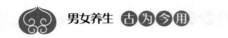

黄帝在向素女了解完男女阴阳调和的重要性后，又向玄女询问房室活动对男女本身的健康影响。《玄女经》中写道：

黄帝问曰：吾受素女阴阳之术，自有法矣愿复命之以悉其道。

玄女曰：天地之间，动须阴阳，阳得阴而化，阴得阳而通，一阴一阳，相须而行；故男感坚强，女动避张，二气交精，流液相通。男有八节，女有九宫，用之失度，男发痈疽，女害月经，百病生长，寿命消亡，能知其道，乐而且强；寿即增延，色如华英。

大意为，黄帝说：我从素女那里了解了一些阴阳之道，想从您这里获取更深刻详细的道理。玄女回答说：天地万物皆为阴阳交融孕育而来，阴阳之间彼此相辅相成，循环相生。房室活动中，男女情意相投，男子阴茎勃起，女子阴户大开，阴阳精气相交，精元相通，孕育生命。（然而）交合之时，男子应遵守"八戒"，女子应遵守"九律"，若忽视这些戒律，男子容易并发"炎症"，女子容易月经不调；严重者百病缠身，命不久矣；而若参悟其道，不仅可以延年益寿，更可长久享受其中乐趣。

玄女所述"八节""九宫"虽未言明，但后世医学者根据人与自然万物的关系，以及《黄帝内经》中所描述，认为其与"五行"息息相关。《黄帝内经》中写道："天有四时与五行"（四时为：春生、夏长、秋收、冬藏，五行为：寒、暑、燥、湿、风），春属木故多风，夏属火故炎热，秋属金故干燥，冬属水故寒冷，长夏属土，故湿润多雨。同时，人的体内五脏六腑也分属五行，肝属木、心属火、肺属金、肾属水、脾属土，彼此之间根据五行相生相克的关系，可得到如下推断：水克火，肾水制约心火，肾水上济于心，可防止心火亢烈；火克金，心火制约肺金，心火阳热可抑制肺气清肃；金克木，肺金制约肝木，肺气清肃可抑制肝阳上亢；木克土，肝木制约脾土，肝气条达则脾气疏泄；土克水，脾气运化能防止肾水泛滥。

房室活动中，男女阴阳交合，正常的五行相生关系为"土生金，金生水，水生木，木生火，火生土"，而在五行运转之态，加之外界环境的五行元素相应，很可能会对身体有所影响。例如，秋季（属金）天气干燥，若肝（属木）功能不足者进行房室活动，势必对身体有所伤害（金克木）；而春季（属木）多风，万物萌生，心脏（火）功能薄弱者可在此季节多行房室，利于身心（木生火）。

由此可见，通男女阴阳之道，晓人体五行变化，不仅可以尽享房室乐趣，增进夫妻感情，维护生活和睦，而且可以从房室活动中受益，养护健康，延年益寿。

 小贴士：

性反应周期

人类的"性反应周期"，由美国性医学家马斯特斯与其夫人约翰逊发现。据资料记载，这项研究是二人观察了7500个完整女性反应周期和2500个男性射精过程后，经过总结，将人类性反应周期划分为四个阶段：兴奋期、平台期（亦称持续期）、高潮期和消退期。1974年卡普兰提出兴奋期前加"性欲期"。1980年齐勃盖德和艾力森提出五期划分法，最后为性满足。此后性反应周期经过不断完善，被世界公认为：性欲、兴奋、平台期、高潮、消退和满足六个期。

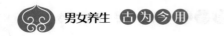
1966年，马斯特斯和约翰逊合著的《人类性反应》图书面世，被誉为"人类性研究从黑夜走向黎明的一颗启明星"。此书在1989年由我国学者马晓年等译为中文，由知识出版社出版发行。1983年在华盛顿DC召开的第六届世界性学大会上，马斯特斯和约翰逊"人类性反应周期报告"获得雷鸣般的掌声长达数分钟。

1973年长沙马王堆汉墓出土的《天下至道谈》对女子反应做了比较细致的描述，从女子喘息的"五音"喉息、喘息、累哀、吹、啮，通俗地说就是张口呼吸，粗声喘气，发出累哀的叹息声，呵气，亲吻交啮。《素女经》中性欲反应的"五征"：面赤（红晕）、乳坚（乳房增大）、鼻汗、嗌干咽唾、阴滑、尻传液（阴道润滑液）。《玄女经》中男子的"四至"：和气、肌气、骨气、神气。从性唤起、性兴奋到性高潮不同程度的描述，说明两千多年前就有了性反应周期的端倪。

七　善于房室养生的古代名人

《礼记·礼运》有云：饮食男女，人之大欲存焉。

房室活动，虽然在中国历史上多数都是作为"羞于启齿"的话题，但房室养生学却一直有"养生第一学"的美誉。无论是道家经典《道德经》，还是医家经典《黄帝内经》，都有关于房室养生的内容，即便是儒家经典《中庸》也有"圣人之道，造端乎夫妇"的言论。正因如此，从古至今有很多名人异士研究或善于房室养生而彰显于世。

1. 彭祖，房室养生乃长寿之道

彭祖，是正史中唯一记载的超凡长寿之人，相传高寿八百岁。清代文人孔广森在注《列子·力命篇》中写道"彭祖之智不出尧舜之上而寿八百"，后根据史学家推算，彭祖生活的年代以六十天为一甲子年，正常计算应为130余岁，依然是极为长寿。《神仙传·彭祖》中写道："天地得交接之道，故无终竟之限；人失交接之道，故有伤残之期。能避众伤之事，得阴阳之术，则不死之道也。天地昼分而夜合，一岁三百六十交，而精气和合，故能生产万物而不穷。人能则之，可以长存。"彭祖认为男女房室，与天地交接、阴阳交合、万物繁衍等自然现象相通，都是人间大道。而后世人分析彭祖长寿之道有三，其一为练气养生，其二为食补养生，其三便是房室养生。此外，晋代名医陶弘景在《御女损益篇》中，写到采女向彭祖询问房室要义，其中有一段："彭祖曰：凡男不可无女，女不可无男，若孤独而思交接者，损人寿，生百病，鬼魅与之共交，失精而一当百。"彭祖强调适度的房室活动，可避免疾病，延年益寿。而众所周知，黄帝曾向采女问道，那么可以推论，彭祖或许是历史上第一个将房中术与养生保健理念贯穿统一研究之人。

2. 葛洪，养生必晓房中之术

东晋时期著名医学家，炼丹术家，有"丹祖"之称，其著作《抱朴子》中对房室养生有许多精辟见解。首先，葛洪是道家代表人物，平生游走四方，寻求民间秘方炼丹，如在广东惠州罗浮山，山东金乡葛山等都有他的足迹。在房室养生方面力主节欲保精，其著作《抱朴子·微旨》中写道："若欲纵情恣欲，不能节宣，则伐年命。"《抱朴子·释

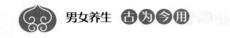
滞》中也有："任情肆意，又损年命，唯有得其节宣之和，可以不损。"强调纵欲会有损寿命的理念。同时，两卷中又分别记载"人不可以阴阳不交，坐致疾患。""人复不可绝阴阳，不交则坐致壅郁之病，故幽郁怨旷，多病不寿也。"论证了房室活动要适当才有养生之效，过多过少，都会影响健康。更特别的是，魏晋时期道家方士多主张"御女多多益善"，而葛洪则提出"黄帝自可有千百女耳……然如不知其道者而用之，一两人足以速死耳。"大意为，虽然黄帝妻妾众多，但若不精通房室养生之道，一两个女子就足够要人命了。由此可见葛洪对房室养生之观点，不流俗套，较为公正。

3. 孙思邈，药王力荐房室养生

孙思邈为中国历史上最伟大的医药学家之一，年逾百岁，深谙养生之道，在《千金方·房中补益篇》里也言明了房室养生的重要性。书中写道："人生四十已下，多有放恣；四十已上，即顿觉气力一时衰退。衰退即至，众病峰起，久而不治，遂至不救……故年至四十，须识房中之术。"大意为，人在四十岁前，精力还算充沛；年过四十后，逐渐就感觉气力衰减，随之各种病痛袭来，长久如此不好好医治，很容易损命……所以年过四十后，必须了解房中术。孙思邈认为，房室活动不只是为了贪图鱼水之欢，应是有益身心，繁衍后代，和睦家庭，利于社会，甚至是一种道德行为，可为自身带来福报。因此书中才有"夫交合如法，则有福德，大智善人降托胎中，仍令性行调顺，所作和合，家道日隆，祥瑞竞集"的阐述。对于究竟该如何房室，书中也写得极为详细："交合之时，呼吸吐纳，吞津意守；泄精之时，当闭口张目，闭气握固，左右上下缩鼻取气……泄精之后，男子急退，否则损伤精脉。"其不难看出孙思邈对房室养生重要程度的认可。

4.乾隆，君王的房室养生之道

中国历史上有83个王朝，559个帝王，多因朝廷动荡、累于政事、沉溺淫乐等问题不幸早亡，其中最为长寿的便是清乾隆皇帝，享年89岁。乾隆养生之道颇多，房室养生为其重中之重。据《乾隆议案》记载，乾隆十分注重"促睾"。首先，日常中常饮人参、灵芝搭配枸杞的药茶，具有益气生精、滋补肝肾的功效；其次，乾隆常练"搓谷道（提肛运动）"，每日坐在龙椅上一边听奏折一边练习，这一功法被称为"男性第一功"，强肾固本，拔根提气的作用，其实就是现在流行世界的凯尔格运动；最后，乾隆喜用"金冷法"，早晚时段分别用冷水泼洗私处，让睾丸在低温下保持活力。据说这一方法在中国流传千年之久（古人发现动物经过寒冬之后，多在春天发情，寒冷可刺激身体分泌性激素，温暖时释放）。从现代医学角度而言，睾丸比人体温度低1℃~2℃，更有利于精子的生成与成长，对生育也有较好的作用。除此之外，乾隆还有"四勿"养生格言：食勿言，卧勿语，酒勿醉，色勿迷。其中"色勿迷"一句，也说明了乾隆节欲保精的态度。

中国古代历史中，推崇房室养生者众多，其中不乏名声显赫的帝王将相、文人墨客、商贾富豪……或有著作留存，或有经典记载，篇幅有限，不做一一详解。然由于时代不同，其房室养生之术切莫囫囵吞枣，一定要根据自身实际情况，与时俱进，去糟存精。

小贴士：

马王堆性学医著

1973年至1974年初，长沙马王堆三号汉墓中出土了大批帛

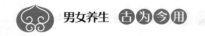

书和竹简、木笺。其中有15种医学著作，仅性学就占5种。这批医书的成书年代可能在先秦时期。这些珍贵文献填补了我国秦汉时期医学文献上的空缺，是我国性学研究的宝贵资料。整理小组将竹简编号后，定名为《十问》《合阴阳》《天下至道谈》和帛书之《养生方》《杂疗方》，这些构成了马王堆性学医著。在这批简书中，针对两性生活的原则、实施方法及如何顺从天地、阴阳、四时变化及房中养生保健诸方面，均提出了精辟、逼真的阐述，而《养生方》《杂疗方》，不但介绍了房中补益用药（内服、外敷）和按摩用药，且介绍了女子的坐药（阴道栓剂）法。

书中内容虽讨论的是有关性生活保健之问题，实通过房中术中之养生之道，探讨较高深的保寿延年的养生之理，故颇具学术价值和实践意义，值得性医学研究者们深入学习和研究。

《医心方》的来历

约东汉时期，我国一位医生东渡日本定居，并在日本朝廷供职医官，代代不绝。这就是著名的医学世家丹波氏家族。中国宋太宗雍熙元年，丹波康赖用3年的时间完成了医学巨著《医心方》，11年后，这位著名的中国血统的日本医学家与世长辞了，享年84岁。《医心方》将我国唐代以前的医书、相书、房中书，依照唐代医学家王焘所著《外台秘要》的体例，按三十篇列目，辑纂而成。

至清光绪年间，该书传入中国，长沙叶德辉氏曾于1908年前后辑出其中的房中学著作。

1955年6月人民卫生出版社据日本弘玄院文库所藏浅仓屋

藏版之《医心方》，影印出版。

据统计，《医心方》所收集的养生学著作，其中早已在我国失传的奇书秘籍竟达204种之多，且即使流传下来的古籍，正如叶德辉所说："一历宋人校改，往往失其本色，得据此书从以纠正其谬误。"可见其文献价值之大、之珍贵是无法估量的，故称其为奇书、宝书、伟书，是当之无愧的。

 八　白行简的《天地阴阳交欢大乐赋》

中国传统房室养生文化历史悠久，经典著作浩如烟海，《十问》《合阴阳》《天下至道谈》《素女经》《洞玄子》《玄女经》等等，还有大家耳熟能详，被誉为明代"四大奇书"之首的《金瓶梅》。在所有文学作品中，唐代文学家白行简的《天地阴阳交欢大乐赋》深受后世房室文化研究者的推崇，作品展现了古代房室活动的精彩，就连沈雁冰都怀疑作品不像出自文学家之手。

白行简，字知退，为唐代文学家，其胞兄为唐代著名大诗人白居易。白行简的才华虽较白居易略逊一筹，但也考取了进士功名，文学功底非常深厚，曾先后出任左拾遗、司门员外郎、主客郎中等职。白行简作诗比不过白居易，但以《李娃传》《三梦记》等唐人传奇小说奠定了文坛地位。

《天地阴阳交欢大乐赋》，仅书名就让人浮想联翩，内容更为露骨，其中大量引用《素女经》《洞玄子》等性爱技巧，对房室活动的指

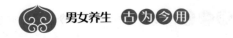

导及房室养生的参考均有重要意义，一度被誉为"中国《爱经》"。

仅仅是房室技巧、人物情景、文学造诣，就能让这部著作成为经典，但真正让它成为传奇的是内容背后，蕴藏着大唐盛世对"性"的开放认知，是"性文化"的一面镜子。首先，《天地阴阳交欢大乐赋》中提倡"或高楼月夜，或闲窗早春，读素女之经，看隐侧之书"。即男女共同学习性科学知识，了解性器官的解剖和功能，学习性生活技巧，以提高性生活质量；而这一现象几乎代表了整个盛唐时期"性观念"的开放。其次，《天地阴阳交欢大乐赋》描写了不同身份阶级、不同年龄段以及不同场合下男女之欢，有人说这是作者白行简的想象，但根据遗留的文献记载，盛唐之时以长安为首的发达城市，的确实行"奢靡之风"，房室之乐习以为常；同时，彼时达官显贵却有不少信奉道教修仙之说，而房室修炼亦是其中一项。《天地阴阳交欢大乐赋》既是一部优秀的文学作品，亦是一部房室性学宝典，也是侧面了解盛唐风貌的别材史书。

如果说《天地阴阳交欢大乐赋》给后人留下什么遗憾，那就是它的原作遗失海外。清光绪三十四年（1908年），当时清政府对西北地区掌控力不足，就在此时，"敦煌"这座华夏史诗级的宝库被世界发现，无数西方列强纷纷前来盗宝。当时，原藏于敦煌鸣沙山石窟的《天地阴阳交欢大乐赋》被法国考古学家、汉学家伯希和偶然发现，随之带回巴黎；而后，清朝巡抚端方出重金将巴黎所藏敦煌写卷拍摄成副本，才让这部著作魂归故土；1951年，荷兰大使馆参赞高罗佩重新翻译成英文并加以校订，收入《秘戏图考》卷二《秘书十种》，又将"大乐赋"中15段一一解释，他对全文的评语为："这篇文章文风优美，提供许多关于唐代的生活习惯的材料。"原作现被巴黎法国国立图书馆收藏，为世界瞩目的镇馆之宝，这是中国对世界房室文化的卓越贡献。

小贴士:

高罗佩

高罗佩（1910—1967），原名罗伯特·汉斯·凡·高立克，是荷兰汉学家、东方学家、外交家、翻译家、小说家。将许多中国文化传播到荷兰，翻译侦探小说《大唐狄公案》，塑造了"中国的福尔摩斯"，在中外文化交流史上留下浓重的一笔。

高罗佩以收集中国春宫画，房中书籍，研究性学而享誉盛名。他的《秘戏图考》意在"用备专门学者之参稽，非以供闲人之消遣"，只印制了五十册，中国没有此书，而国外的收藏单位视为宝物，书中对《天地阴阳交欢大乐赋》有专门的篇章论述。1961年，他以英文写了一部大书"Sexual Life in Ancient China"，中文名为《中国古代房内考——中国古代的性与社会》，在荷兰出版，成为全世界系统整理中国房中书籍的第一人，也纠正了西方人在性习俗方面对中国人持有的偏见。

第二章

欲成其事

必解其欲

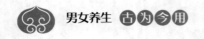

男女性欲的表征

　　房室活动中，男女的欲望随着"耳鬓厮磨""肌肤相亲""相拥相吻"等前戏不断攀升，当彼此性欲达到一定程度时，阴阳交合才能心满意足。但是男女存有一定的差异，相对而言男快女慢。这需要通过观察彼此的生理反应来判断欲望的强烈。传统房室经典中，就有细致的归纳总结，男女性欲可通过"男候四至""女有五征"来判断。

　　男候四至，主察阴茎。男子的生殖器位于体外，性欲强烈时便会出现勃起状态，也是判断欲望最直接的方式。长沙马王堆汉墓出土的《天下至道谈》中写道："怒而不大者，肤不至也；大而不坚者，筋不至也；坚而不热者，气不至也，三至乃入。"将男子性欲的表征归纳为"三至"；《医心方》引用《玉房秘诀》中的理论，发展为"四至"，即："玉茎不怒，和气不至；怒而不大，肌气不至；大而不坚者，骨气不至；坚而不热，神气不至。"大意为：阴茎未能勃起，是因为心神不够振奋（心气不足）；勃起后不够粗大，是由于缺乏足够的肌肤摩擦（前戏不足）；变大后不够坚硬，是自身肾气不足；阴茎坚挺但不够烫热，是精血凝聚不足。当四点都达到一定程度，称为"四至"，代表男子足够兴奋，性欲足够强烈，适宜进行交合。

　　女子五征，细察全身。女子生殖器位于体内，在房室活动中比较"内敛"，需要根据女子周身的反应来判断其性欲的强弱。《素女经》

中有这样一段：

> 黄帝曰：何以知女之快也？
>
> 素女曰：有五征、五欲，又有十动，以观其变，而知
> 其故。

大意为，黄帝问：如何知道女子（房室活动中）性欲强烈？素女答：有五征、五欲、十动，观察其变化，便可知道。

> 夫五征之候，一曰面赤，则徐徐合之；二曰乳坚鼻汗，则
> 徐徐内之；三曰嗌干咽唾，则徐徐摇之；四曰阴滑，则徐徐深
> 之；五曰尻传液，则徐徐引之。

大意为：女子面色潮红，则可以尝试交合；乳头坚硬，鼻溢出香汗，则可以尝试送入；口干舌燥，吞咽口水，则可以轻轻摇动；阴道湿润，液流不止，则可以深入其身；阴液如潮，溢流体外时，便可以采用各种交合姿势，让女子达到高潮。

> 五欲者以知其应。一曰意欲得之，则屏息屏气；二曰阴欲
> 得之，则鼻口两张；三曰精欲烦者，则振掉而抱男；四曰心欲
> 满者，则汗流湿衣裳；五曰快欲之甚者，身直目眠。

大意为：从五种反应可知女子的性欲，屏息凝气，代表内心想要被爱；口鼻微张，代表阴部想要被抚弄；身体颤动，抱住男子，身体想要多触碰；香汗淋漓时，代表即将到达高潮；身体僵直，肌肉痉挛，闭目

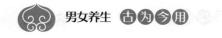

陶醉，代表已经到达了高潮，非常满足。

> 十动之效，一曰两手抱人者，欲体相薄，阴相当也；二曰伸其两髀者，切磨其上方也；三曰张腹者欲其俞也，四曰尻动者快善也，五曰举两脚拘人者欲其深也；六曰交其两股者内痒也，七曰侧摇者欲深切左右也，八曰举身迫人乐甚也，九曰身布纵者支体快也，十曰阴液滑者精已射也，见其效以知女之快也。

大意为，女子双手抱紧男子，代表想要肌肤相亲；双腿伸直，代表想要男子抚弄；腹部紧绷，代表有快感；摆弄臀部，代表开始兴奋；用双腿勾住男子腰部，代表想要进行交合；夹紧大腿，扭捏摩擦，代表心痒难耐；身体横向摆动，代表希望更多刺激；开始用身体迎合，变被动为主动，代表即将到达高潮；身体后仰、僵直、痉挛，代表达到高潮；下体阴液溢出，代表女子也已"潮喷"，得到了满足。

在古代房室活动中，通常都是男子主动，女子表达"性欲"往往会被看作是一种"失贞"的行为，但人的身体无法"说谎"，《素女经》等房室著作中较为详尽地写出，根据体征变化判断女子性欲及性高潮的方式。随着时代发展，如今男女地位均等，对于性格开放的女性，完全可以在房室活动中正常表达自己的欲望，而对于性格内向的女性，也建议男子了解女子的"五征、五欲、十动"，以便于更好地完成房室活动，促进闺房之乐，助力家庭和谐。

小贴士:

男女的性差异

2013年4月,美国"网络医学博士"网站报道,美国芝加哥大学社会学教授爱德华·劳曼根据广泛调查研究,发表了"性的社会组织——美国性实践"报告,其中指出了男女在性方面的七大普遍差异。

其一,男性更想"做爱"。在60岁以下的男性调查报告中,大多数人每天会有一到两次性幻想,这种自发性远多于女性。即便随着年龄增长,男性性幻想频率会逐渐降低,但其仍然超过同年龄的女性。

其二,男性性行为更频繁。调查发现,无论是正常性行为还是自慰,男性的次数约为女性的两倍以上;男性也容易对随机遇见的女性产生"性行为"的想法,且大多数男性希望一生中有多个性伴侣。

其三,女性有更大的同性恋倾向。根据生理仪器测试,男性在观看异性性行为色情片时,生理反应强烈,而对同性性行为的生理反应较小;女性对两种色情片的生理反应相差不大。说明女性更具"流动性",对同性之爱也会接受。反观中国,幼小时期,甚至是青少年时期,女生之间手拉手、拥抱,甚至亲吻等行为,不会被周围同龄人看作异常,而男生之间很少有拉手、拥抱、亲吻等行为,一旦出现会让人说三道四。

其四,女性择偶比较谨慎,尤其是性行为,易受社会文化影响。由于女性需要承担孕育生命的责任,在择偶方面考虑得更加细致,而男性则遗传更多性的"原始动机",即"将自己

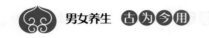

的DNA延续下去"。

其五，女性更难在性行为中获得满足。纽约心理治疗师伊斯特·帕里尔曾说过，女人的性欲在两耳之间而不是两腿之间。女性更需要浪漫的环境、情节等心理满足，同时也需要前戏将欲望推向高潮。而男性往往更喜欢简单直接的性交。

其六，男女高潮体验完全不同。进入性行为的正戏后，男性射精平均需要3～5分钟，而女性至少需要7～9分钟才能达到高潮；同时，女性可以精准判断男性是否达到高潮，而男性只能模糊判断女性是否达到高潮。因此，也推荐女性勇于表达自己的"高潮"体验，有利于改善伴侣在性行为中的表现。

最后，药物更适合男性。一般来说，药物更容易提升男性性欲、性功能、性体验，而对女性则不太适应。临床试验表明：如果女性出现了性欲低下的情况，恢复性欲的几率甚至不到50%，这或许也是女性在婚姻中得到房室满足比例远小于男性的原因。

有关女性性反应周期的新见解

卡普兰在1974年提出兴奋期之前应有一个性欲期，即性激发和准备阶段，它是情欲意图和感觉造成的性欲望或驱动力。齐勃盖德和艾力森于1980年提出性反应的五期划分法，包括性欲（Desire）、性唤起（Arouse）、血管充血（Vasocongestio）、性高潮（Orgasm）、性满足（Satisfaction）。其中性唤起和血管充血又可称为心理和生理的性兴奋过程。所以有人又把性反应周期简化为性欲、性兴奋和性高潮三个阶段。上述性兴奋的心理性性唤起是主观知觉过程，而生理性充血则是客观反应过程，这两个过程具有协同作用。

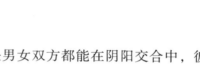

二　爱抚，房室的引路人

　　房室活动的理想状态，是男女双方都能在阴阳交合中，彼此获得性安慰，达到性高潮，得到性满足。但无论男女，就是做好了心理准备和预期，双双扶上牙床，也无法立即"投入战斗"，而是需要通过"爱抚"来调节气氛，挑起欲望，顺势进行交合，才会更容易获得性爱的快感。

　　所谓爱抚，即人们常说的"前戏"，很多机构或个人做过性爱方面的调查，绝大部分人都认为，"前戏"在房室活动中的重要程度不亚于"正戏"，甚至有很多人能够在"前戏"中获得一次性高潮，所以格外期待，尤其是女性。早在中国房室经典《玄女经》中，就记录了黄帝问玄女"前戏"的事情。

　　　　黄帝曰："交接之时，女或不悦；其质不动，其液不出；玉茎不强，小而不势，何以尔也？"

　　　　玄女曰："阴阳者，相感而应耳，故阳不得阴则不喜，阴不得阳则不起，男欲接而女不乐，女欲接而男不欲，二心不

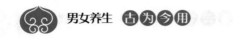

和，精气不感，加以卒上暴下，爱乐未施。男欲求女，女欲求男，情意合同，俱有悦心，故女质振感男茎盛，男势营扣俞鼠，清液流溢，玉茎施纵，乍缓乍急，玉户开翕，或实作而不劳，强敌自佚，吸精引气，灌溉朱室……"

大意为，黄帝提问："交合之时，女子没有感觉，阴道不够湿润；男子没有感觉，阴茎无法勃起，这是为什么呢？"玄女回答："男女本是互相吸引的，但彼此交合这种事情，需要由内而外，情意相投，精气相合。因此，不可急于成事，要有性爱前的步骤，男子应适当刺激女性，使其阴户湿润开合……"

中国传统房室术向来主张做足"前戏"，目的是让女子尽早达到想要的地步，避免男子单刀直入，草草了事，而女子尚未兴奋，更未得到满足。由此，《玄女经》中详细记录了"如何做好前戏"。

黄帝曰："阴阳贵有法乎？"

素女曰："临御女时，先令妇人放平，安身，屈两脚。男入其间，衔其口，吮其舌，拊搏其玉茎，击其门户东西两旁。如是食顷，徐徐内入。玉茎肥大者内寸半，弱小者入一寸……玉茎入玉门，自然生热，且急。妇人身当自动摇上，与男相得……浅刺琴弦，入三寸半，当闭口刺之，一二三四五六七八九，因深之，至昆石旁往来，口当妇人口而吸气，行行九九之道讫，乃如此。"

大意为，黄帝询问："阴阳交合有什么好方法吗？"玄女回答："正式进行房室前，先让女子躺好，身体与精神放松，两腿屈起；男子深情拥吻，抚摸其身体，用阴茎挑逗其阴户；待其阴道湿润再缓缓进入（此时仍为爱抚阶段，而非正式交合）……待交合顺利，女子感到兴奋时，也可以主动摇摆身体迎合男子，以此来给男子更多性刺激……到正式交合时，以性爱技巧更好地刺激女性阴户内各个部位，让彼此共赴云霄。"

根据《玄女经》中对女子性高潮"缓缓上升，达到顶点，徐徐下降"的剖析，想要使女子在房室活动中得到满足，须以种种调情动作为铺垫，让女子在生理上达到"饥渴"的程度，再进行交合，方能奏效。

爱抚，被称为"房室的引路人"，它可以激发情感，让彼此充分投入；既能延长整个房室活动的时间，又能花样百变，充实而美好，是提升房室质量的妙招。所以，重视爱抚，认真爱抚，相信在房室活动中必然事半功倍。

小 贴 士：

女子性冷淡

女子性冷淡，又称"女性性功能障碍"，通常指女性不能参与期望的性行为，或在性行为过程中不能得到或难于得到满足。可分为性欲障碍、性唤起障碍、性高潮障碍及性交痛性障碍，其中性欲障碍最为常见。

造成女性性冷淡的原因通常有四种类型：其一，年龄问题，随着女性年龄增长，生殖器官功能减退，内分泌下降，不仅会降低性欲，而且大部分女性由于阴道干涩，出现性交疼痛，性冷淡；其二，心理认知，传统性观念中，女性通常是性活动的被动者，在心理上潜意识压抑性冲动，变得冷淡。其

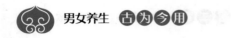

三，病理因素，部分女性因为一些慢性疾病影响了正常的性生活，或者其他疾病服用的药物，导致性欲降低；其四，特殊时期，女子在经期、孕期等时间段，可能会有一定的冷淡期，此时男性应当自觉保护女性，减少性行为，参照上文进行前戏训练，必要时到专业医院就诊。

三　纵欲：慢性甜蜜毒药

二八佳人体如酥，腰系柔剑斩愚夫；

分明不见人头落，暗使郎君骨髓枯。

这首诗句，是古人假托吕纯阳之名，以夸张的修辞手法，告诫世人纵欲的危害，劝说世人适度房室，爱惜身体。"欲不可纵"是房室养生的一贯主张，相传这一理念源于战国时期的一个真实故事。《左传》记载：

晋侯求医于秦，秦伯使医和视之，曰："疾不可为也，是谓近女室，痫如蛊。非鬼非食，惑以丧志。良臣将死，天命不佑。"公曰："女不可近乎？"对曰："节之。"

昔日，晋侯平公身患隐疾，后前往秦国求医，秦伯派名医为其诊治。大夫对晋侯说道："这个病无法医治，你纵欲过度，房室过多，身心劳碌所致。这种病和蛊惑非常相似，并非鬼魅、饮食所害，而是美色损坏了心智，让你体内的'良将辅臣（五脏六腑）'被你一一杀死，无人保你性命。"晋侯又问道："那女色就一点不可以接近吗？"和回答说："并非不能碰，只是要懂得节制。"

从古至今，上到王侯将相，下到贩夫走卒，很多人沉迷于房室之乐，被性欲掌控，轻则伤身害己，重则毁人误国。房室养生学从健康角度，将纵欲的危害归为四大类。

其一，生理疾病。《外台秘要·虚劳阴痿方七首》中写道："肾开窍于阴，房劳伤于肾，肾虚不能荣于阴气，故痿弱也……五劳七伤阴痿，十年阳不起，皆少小房多损阳。"大意为，男子房室过多会伤及肾脏，特别是年少时不懂得节制，很容易导致阳痿。在临床门诊不少20来岁的小伙子来看性功能障碍的比往年增多。对男性而言，纵欲过度还会造成前列腺充血、发炎，出现尿急、尿频、尿浊、尿痛等疾病；对女性而言，则会增加阴道炎、盆腔炎等妇科疾病的发病率。

其二，有损精元。《三元延寿参赞书·欲不可纵》篇中写道："欲多则损精。人，可保者命，可惜者身，可重者精。肝精不固，目眩无光；肺精不交，肌肉消瘦；肾精不固，神气减少；脾精不固，齿发浮落。若耗散真精，疾病随生，死亡随至。"房室活动，是精元外泄的主要途径之一，过度则精元不足，五脏六腑受损。《黄帝内经》就把"房劳"列为导致疾病的原因之一，只不过后世多沉迷于房室之乐，或曲解"房室养生"的真意，藏匿不提。

其三，减少寿命。房室养生的根本目的是延年益寿，无论是道家的"节欲保精"，医家的"人欲愈人"，还是儒家的"伦理纲常"，都

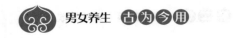

不提倡纵欲。《家传养生四要》中写道："（年过）半百，其阳已痿，求女强合，则隐曲未得而精先泄矣。及其老也，其精益耗，复近女以竭之，则肾之精不足，取给于脏腑，脏腑之精不足，取给于骨髓，故脏腑之精竭……尸居余气，其能久乎？"大意为，人上了年纪，若已不举，还强行纵欲，必然会伤身，肾脏、脏腑……逐一损害，寿命岂能长久？《红楼梦》第十一回《见熙凤贾瑞起淫心，凤姐毒设相思局》中，贾瑞虽年轻体壮，却因贪恋美色，拿着"风月宝鉴"看着美人纵欲而亡。很多人以为曹雪芹用了夸张手法，其实不然，《生命时报》在2006年曾发表过耶鲁大学研究成果，大量的雄性激素—睾酮被消耗确实会导致脑细胞凋亡。长期纵欲不制，轻则记忆力下降，重则会引起死亡。历史上及当代就有男性死在女人身上叫"马上风"，女性死在男人下面叫"跨上风"的记载与案例。

其四，不利生育。延绵子嗣是房室活动最重要的意义之一，而纵欲过度往往会导致不孕不育。清代叶天士在其著作《秘本种子金丹》中写道："令人无子，往往勤于色欲，岂知施泄无度，阳精必薄，纵欲适情，真气乃伤，妄欲得子，其能孕乎？"大意为，纵欲过度会导致男子精子数量减少，精子质量降低，很难让女子受孕。对于女子而言，纵欲过度往往会导致月经失调、盆腔瘀血，若经期同房，会导致内膜脱落、出血或感染等。此时精子会成为体内抗原，形成抗原抗体反应，造成免疫性不孕症。

由于个人体质强弱不同，无法以固定的房室频率来判定纵欲是否过度，但可以根据身体的反应来做出判断。房室活动过多通常会出现以下症状：①腰酸背痛，身体乏力；②头昏脑涨，伴有间断性头痛；③男子会伴有尿急、尿频、会阴区不适等前列腺炎症状，女子常伴有腹痛及妇科疾病；④性功能障碍，男子表现为阳痿、早泄等症，女子阴痛等；⑤食欲不振，四肢发冷，失眠多梦，胸闷气短。

常言道"过犹不及"，何况是房中大事。好色之心，人皆有之，能够直面性欲，把控欲望，不仅是对身体健康有益，而且利于夫妻感情。

小贴士：

薄仪纵欲，终身无嗣

末代皇帝薄仪一生共有五个妻子，却终身没有子嗣，后人找到一份诊断书：薄仪，曾于1962年7月21日就医，三十年前任天子时，患有阳痿，服药调理，疗效欠佳……曾数次成婚，均未生养。

野史记载：薄仪一次向多年的好友沈醉泄漏，十几岁时侍人就把宫女推倒在他床上，寂寞难耐的宫女在床上教他行房，肆意纵欲；他第二天筋疲力尽，见到太阳都是白的；不仅如此，还找来壮阳药让他吃，由于年幼无知，难敌诱惑，透支太甚，久而久之，自己的阴茎就垂垂不起，逐渐对这事没有了兴趣。

四 禁欲：或为疾病根源

阴阳交合，既是人类与生俱来的天性，也是人类繁衍生息的基础，

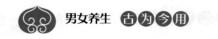

更是世间万物生长进化之大道。《易·系辞下》中便写道："天地氤氲，万物化醇；男女构精，万物化生。"男女欲望是自然属性，若是强行禁止，就会对身心健康造成不良影响。

道家房室的理念是"节欲保精"，强调的是性欲节制，却不宜禁止。《素女经》中也对这一观点作出论述：

> 黄帝问素女曰：今欲长不交接，为之奈何？
>
> 素女曰：不可。天地有开合，阴阳有施化，人法阴阳，随四时。今欲长不交接，神气不宣布，阴阳闭隔，何以自补？练气数行，去故纳新，以自助也。玉茎不动，则辟死其舍，所以常行以当导引也。

大意为，黄帝问：如果长时间不进行房室，会怎样呢？素女答：不可以。天地开合有道，阴阳互生互补，而人应顺从天地阴阳的法则，跟随四时变化，才能获得更好的生活。长时间不进行房室，精神欲气无法宣泄，体内阴阳失衡，则无法获得补益。虽然呼吸练气，吐故纳新，可以自助，但若男子阴茎长期不动、不勃，则会有阳痿的可能，若真的萎缩，则难以回生。只有平时练气与房室都正常，才能保证性功能的长青。

道家认为性命攸关，性功能的衰退是人体衰老的风向标。《素女经》等典籍，都以"增强性功能，保持性活动"作为延年益寿的法则，也是房室养生的根本理念之一。对于"禁欲"，医家更加务实，直接提出了"过度禁欲"对男女身体有害。

禁欲，会让男子伤身折寿。药王孙思邈所著《千金要方》中有《房中补益》一篇，其中写道："（男）无女则意动，意动则劳神，劳神则损寿……强抑郁闭之，难持易失，使人漏精尿浊，以致鬼交之病，损一而百也。"大意为，男子长期不泄（精），患前列腺、尿道疾病的概率都会增大，容易出现遗精、滑精、浊精等病症；会劳神伤神，最终有损寿命。

禁欲，可能会让女子百病缠身。清代名医沈金鳌在其著作《妇科玉尺·月经》中写道："精至（女性第一次月经），十年无男子合，则失调；未至十年，思男子合而不得，亦不调，不调则瘀不去，或溃而入骨或变成肿，故云室女忧思积想在心，则经闭而瘵怯者多。"大意为，女子月经初潮之后，若十年无男子与之交合，则会月经失调；即便未到十年，心中想要和男子同房而未能如愿，也会月经不调，进而形成血瘀，严重者形成"肌瘤"；所以说独守空房的女子思虑过多伤心，而月经不调者伤身。

当然，医家所言"禁欲有害"，是针对身体健康的男女而言。若是有体弱多病，身有隐疾，首先本人的性欲便会自然降低，其次可根据病情调整房室频率，以健康为重。

最后，引用《黄帝内经》中的一段："黄帝曰：一阴一阳谓之道，偏阴偏阳之谓疾。又曰：两者不和，若春无秋，若冬无夏，用而和之，是谓圣度。圣人不绝和合之道，但贵于闭密以守天真也。"其中"圣人不绝和合之道"被誉为房室至理名言，夫妻之间夜晚同床共枕，鱼水之欢，是白日相濡以沫地继续，也是维系家庭和睦的根本，更是完成繁衍后代的大计。人之性欲，可节不可禁，禁之害大于利。

小贴士：

鳏寡者不易长寿

老而无妻曰鳏，老而无夫曰寡。

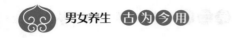

现代医学研究证明，人在精神愉悦的时候，体内可分泌有益人体健康的激素、酶和乙酰胆碱，能使血液的流量、神经细胞的兴奋性调节到最佳状态；可以提高全身的免疫功能，减少疾病的发生，延长人的寿命。对老人而言，夫妻之间的"性生活"是获得精神愉悦的最佳方式之一，不一定必须伴有男性射精或者女性高潮，更多的是精神及欲望的满足，可以理解为高度的精神陪伴。而老年丧偶或终身未婚的孤男寡女，多数郁闷忧伤，人体内激素分泌紊乱，导致器官功能失调，患高血压、糖尿病、冠心病等身心疾病概率增加。

五　性欲为何总在"睡前"与"晨起"

房室生活的时间选择，会因为每个人的生活习惯、工作状况、性趣强弱等因素有所差异。有调查显示，国内夫妻通常会选择在晚上睡前行房，其次是清晨刚睡醒的时候。这两个时段之所以会成为"性欲高发期"，与心理、生理，以及中国传统房室文化都有着密切关系。

睡前进行，是潜意识的认同。在中国传统文化中，男女婚后才会有正常的房室行为，而中国古代的婚礼都是在傍晚举行。《白虎通义》中有载："婚者，谓黄昏时行礼，故曰婚。"古人常以"阴阳"解释万物，女为阴，男为阳，傍晚日落为一天中阴阳交替之际，是婚配的吉时良辰，婚礼过后，便"洞房花烛"夜，夫妻二人第一次睡前行房，便在心里种下了"时间"的种子；此外，古代思想较为保守，男女之事羞于启齿，极少会在白天进行，所以夜幕降临成为最佳时刻。其次，睡前时段尤其适合两性关系升温。很多人都会有这种感觉：经过一天的辛劳之后，虽然身心疲惫，但在睡前会有一段"精神亢奋"的时间，这是因为当大脑告诉身体"马上可以休息了"，精神卸下负担后，身体反而会涌起一股力量，有了"上床"做爱的意思。此时，夫妻二人在床上进行语言交流，彼此安慰及鼓励，枕边的耳鬓厮磨会让彼此找到安全感、舒适感、幸福感，加上身体的亲密接触，更容易激起性欲。而且，双方在进行房室之后，可以带着精神和肉体的满足，互相温存，幸福而较快地进入梦乡，也是潜意识中对"睡前性行为"的渴望。

　　晨起进行，是生理上的呼唤。日本著名医家丹波康赖所撰《医心方》中记述："常向晨之际，以御阴阳（房室），利身便躯，精光益张，生子当长命。"意思是说：经过一夜的休息后，体力与精神都得到了很好地恢复，此时也正逢一天中"阴阳相交"的时候，适合进行房室，容易达到高潮，精子和卵子的状态也很好，孕育的后代身体也会健康。当代医学也证明，清晨时间，男性的睾丸素在血液中的浓度较高，这也是健康男性总在清晨时有"自然勃起"的现象；而清晨时女性的荷尔蒙也分泌也较多，健康女性在这一时段的阴道较为湿润。所以，晨起时的夫妻虽然仍在朦胧之中，但男性勃起能力上升，女性生理自然渴望，彼此都更加容易达到高潮，趁势而为，是进行房室活动的良机。英国《新科学家》杂志曾报道："北爱尔兰贝尔法斯特市皇后大学进行的一项研究表明，每周2～3次清晨性爱，能降低中风和突发心脏病的风险……"而美国研究人员曾对300多名性生活有规律的女性进行访谈，清晨性爱能减少抑郁情绪，甚至让人变得更美。研究称："性爱时，女

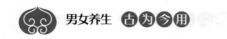

性体内会分泌出额外的雌激素，这也被称为'美容素'，能让皮肤更光滑，头发更柔顺。"由此看来，选择清晨时间行房，是人体的一种本能选择，遵循这种选择，对身心都有一定的益处。

很多人会担心晨起时间进行房室会带来疲惫，影响一天的工作和生活。其实，房室作为生命与生活中的一件常事，只要惜力而为，不勉强，不放纵，不任意，便不会对精力产生负面影响。简单而言，在身体与精神都健康且状态饱满的情况下，一场酣畅淋漓的房室相当于爬了几层楼，不仅不会产生伤害，反而会让人感觉神清气爽。

其他时间，也可以增加情调。随着时代的发展，人们对"性爱"的理解逐渐趋于科学和开放，进行房室也不必非要等到晚上睡前，或者早上醒来。例如，半夜二人同时醒来，此时小睡过一会，体能有所恢复，而且进行完房室之后仍可畅快休息，如遇兴起，完全可以悄而行之；或者遇到节假日共同休息，二人在家一起看电视、做家务、午休等时间突然来了兴致，也不妨来一场短暂的"战役"满足彼此。可见，根据自身情况，灵活安排性生活的时间不仅是明智之举，更能为夫妻的生活带来很多惊喜和乐趣，有助于房室和谐。

综上所述，"性欲"是人众多生理与心理欲望之一，是一种正常现象。当性欲出现时，不要过度压抑，更不要过度放纵，应以平常心对待，根据自身健康状况选择适当地收敛和释放，来调整身心综合状态；不要被性欲所操控，而要学会与性欲和谐相处，让其成为健康的助力。

晨 勃

晨勃，指男性在清晨时间，在无性刺激的情况下，无意识自然勃起的现象。目前，医学界对这一生理现象的原因仍无定论。

　　晨勃是性功能强弱的重要表现或指标，并非绝对。一般来说，男子在青春期到30岁，清晨勃起次数增多，中年以后会逐渐减少，老年以后绝大多数就会消失；在身体健康的情况下晨勃次数增多，在身体疾病（虚弱）的情况下晨勃次数减少；在心情愉悦放松入睡的情况下晨勃次数增多，而在精神紧张、压力山大的情况下减少；长期没有晨勃的青壮年要么没有性生活，属于失用性萎缩，要么有疾病需要到专业医院诊治。男性想保持晨勃的状态，除了锻炼身体之外，也可以吃些山芋荞麦面、山药、韭菜、动物睾丸、牡蛎等强精食物，健脾温肾。

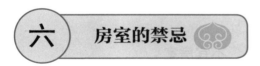

六　房室的禁忌

　　房室养生作为中国传统文化的重要分支，受传统观念影响至深，"房室禁忌"很有讲究，在历代性学典籍中，均有论述。房室不仅是男欢女爱，它与自然天气、地点环境、日期时间等有着千丝万缕的联系，这与其他国家的"性自由"格格不入。

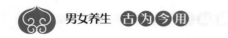

天气不佳，不宜房室

1. 打雷闪电，尽量不要行房

《素女方》中写道："雷电风雨，阴阳晦暝，振动天地，日月无精光，以合阴阳，生子令狂颠，或有龙盲喑哑失神，或多忘误，心意不安，忽常喜惊恐，悲忧不乐。"古人认为，打雷闪电必然会引起心惊，带着这样的状态进行房室，必然会影响阴阳交合，若有孕育，也会影响子嗣。

2. 日食月食，尽量不要行房

《房中补益》中写道："天地晦冥，日月薄蚀……人神不吉，损男百倍，令女得病。"古人认为日食月食是一种天气现象，属于天相残缺，此时天地气运不足，阴阳失衡，不适宜交合，否则对男女均有损害。

地点不当，不宜房室

1. 神祠社庙内，先贤雕像前，不得行房

《万密斋医学全书》中写道："名山大川，神祠社庙，僧宇道观，圣贤像前……令人寿夭，小则生病。生男，令其丑貌怪相，形体不全，灾疾夭寿。"中国自古以来敬畏神灵，而房室被视为隐秘的行为，在神庙之内，或神像前行房，视为对神灵的亵渎，会受到惩罚。清代《点石斋画报》中有一则"卧佛显灵"的故事："日前，有一美丈夫偕一丽人，阳托拈香礼佛为名，阴赴濮上桑间之约，遂于黄昏时候，诣寺顶礼毕，将卧于佛足之下解衣磅礴。方欲梦入阳台，忽见卧佛骤然而起，瞠

目结舌，举手作欲扑之势。大惊，急披衣起，踉跄奔归。"虽为故事，却表现了人们对房室禁忌的一种观念。

2. 水井、灶台、茅厕的旁边，不得行房

《修真演义》中写道："井灶溷厕之旁，各有害，多令人夭亡或生怪形奇状之子。"古人认为，房室尽兴之时，男女二人往往进入一种忘我的状态，在水井（落水）、灶台（引火）、茅厕（中毒）旁则均有安全隐患；而卧房之内既隐秘又安全，才是进行房室的最佳之选。

时辰有忌，不宜房室

中国自古有"良辰吉日"的说法，同时也有"忌时凶日"的讲究。《混俗颐生录》中写道："五月十六日（天地牝牡日，天地交合之辰），减算寿，损阳道，终身不复。"《御女损益》篇中也有"春夏秋冬过节变之日，本命行年月日……损血气，泄正纳邪，所伤正气甚矣"的记载。除此之外，如"上下弦望（上、下弦月，满月）""六丁日（丁卯、丁巳、丁未、丁酉、丁亥、丁丑日）"等，都被认为是自然界发生变化的日子，人生活在自然之中，身体与自然相交相应，必受影响，不适合在这些特殊的日子里行房。

身体有恙，不宜房室

1. 吃得太饱，不宜行房

《三元延寿参赞书》中写道："房室劳损，血气流溢，渗入大肠，时便清血，腹痛，病名肠癖。"饱食过后，人体气血多流于肠胃帮助消

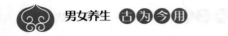

化，此时行房，会引起肠胃不适，甚至产生病症。

2. 饮酒大醉，不宜行房

《三元延寿参赞书》中写道："气竭肝伤，丈夫精液衰少，阴痿不起，女子月事衰微，恶血淹留，生恶疮。"饮酒大醉时肝脏负荷较大，经脉不畅，肝主筋，而阴茎就是最大的阴筋，男子容易阳痿。女子也容易患病。

3. 体力劳顿，不宜行房

《房中补益》中写道："五劳虚损，少子。"身体在极度劳累时，通常气血两虚，需要休息、滋补恢复，此时行房不仅容易过劳生疾，而且也不利于孕育子嗣。

4. 憋忍小便，不宜行房

《御女损益》篇中写道："令人得淋病，或小便难，茎中痛，小腹强。"强忍小便本就对身体有害，若行房，容易小便淋漓不尽，尿痛，严重者导致前列腺病。

5. 盛怒恐惧，不宜行房

传统医学认为"怒伤肝，恐伤肾"，《房中补益》中写道："（盛怒）令人发痈疽。"《三元延寿参赞书》中写道："（恐惧）阴阳偏虚，发厥，自汗盗汗，积而成劳。"怀着"怒"或"恐"情绪行房，必然难以投入，久而久之对身体产生不良影响。

6. 月事未绝，不宜行房

《三元延寿参赞书》中写道："生白驳，又冷气入内，身面萎黄，不产。"众所周知，女子月事期间身体虚弱，私处不净，禁止行房，而很多女性往往在此期间性欲上升，待月事完毕后急于行房，殊不知"月事虽毕却未绝"的概念，此时行房对身体伤害极大。现代个别性学家认为，月经期可以同房，遭到妇科及医学检验学家的强烈反对，这样容易滋生病原微生物，导致感染。

7. 服食春药，行房宜慎

《色欲当知所戒论》中写道："肾水枯燥，心火如焚，五脏干裂，大祸立至。"古代医家认为，春药是催行五脏、激发性欲，相当于"拔苗助长""竭泽而渔"，长期依赖药物助兴，就会消耗肾水，内热升火，损害五脏，甚至要命。

"房室禁忌"是传统房室文化中的特殊内容，值得参考重视，让它成为养生的一项助力，而非阻力。

小贴士：

中国古代民间的行房禁日

中国古代对"吉日""禁日"颇为讲究，尤其是"阴阳交合"，在选择日子方面有很多避讳。

1.冬至、夏至不宜同房。冬至阳气尚微，夏至阴气尚微，阴阳不能调和，虽说指此时行房恐怕不能配合节气而走泄了精血，导致神气疲乏，引起疾病。

2.端午节俗称"五毒日"，不宜同房。民间传说五月初五

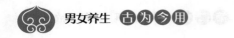

日阴阳之气争雄，阴胜阳，鬼魅、邪祟、瘟疫、毒气猖獗一时，此时行房容易引灾毒上身。

3.重阳节俗称"九毒日"，不宜同房。民间认为这一天阳盛阴衰，过于刚猛，所以很多事都万加小心，行房之事也在其列。

4.初一、十五不能同房。古人认为初一、十五月廓亏空，月属阴，此为阴虚，男女同房阴阳不调，容易伤身。

5.本命年的生日当天忌房事。本命生日当天正冲甲子、庚申晦朔之日，行房会带来厄运。

其实，若按照古代所有"规矩"进行安排，一年中能够进行房事的日子实则没有几天，禁忌太多，往往适得其反，影响正常的房室活动以及家庭和睦。

第三章

阴之不通 养身制宜

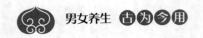

一 诱惑——不仅仅是颜值

民间有句俗话："人首先是动物，无论一个男人多么深爱一个女人，他第一眼，仍是被女人的容貌所吸引。"此话虽然直白，却也颇有几分道理。在《房中秘术》中曾提出了"眉清，目秀，唇红，齿白"四项标准，不仅关乎女子容颜的美丽以及对男子的吸引力，也与"两性健康"有着必然联系。

《房中秘术》中记载：眉清者，眉如柳叶，丝丝理顺，房室行为张弛有度，深得男子喜爱；而一字眉的女性往往不够柔媚；八字眉的女性通常过于局促；眉毛杂乱的女性不易满足。目秀者，瞳如星辰，眼带桃花，房室娇媚而温顺；双眼无神的女性让男子劳累；目露凶相的女性会伤及男子。唇红者，厚薄相宜，色如樱株，代表女子气血充足；双唇发白或发紫，要么贫血，要么瘀血，不是健康的表现。齿白者，整齐洁白，犹如编贝；牙齿与肾脏关系密切，齿列不佳的女性往往肾气不足；如果再口气过重，无法完全投入房室活动中，容易让双方悻悻而归。女性颜值能够吸引男子，与现代研究的男人是视觉动物一致。

女性除了容颜之外，身材、肤色、声音、毛发、气息、性情等，均对男子有着不同的吸引力。《素女经》中便有这样一段论述：

黄帝曰："入相女人，云何谓其事？"

素女曰："入相女人，天性婉顺，气声濡行，丝发黑，弱肌细骨，不长不短，不大不小，凿孔居高，阴上无毛，多精液者；年五五以上，三十以还，未在产者。交接之时，精液流漾，身体动摇，不能自定，汗流四逋，随人举止。男子者，虽不行法，得此人由不为损。"

其大意为，黄帝问：长相令人爱慕的女子，究竟是什么样子？素女回答说：令人心动的女子，品性温婉，声音柔和，发黑如墨，肌肤如雪，骨骼精细，高矮适中，胖瘦适宜，下肢较长，阴部无毛如含苞待放，露珠盈盈（湿润）；年龄在25至30岁之间，完璧无损的女人（一说"未生育过的女子"）。这样的女子，在房室的时候津液充盈，身体跟随本能摇摆不停，不能自已，香汗淋漓，时而任由男子摆布，而且随着男子意愿迎合。如果与这样的女子交合，即使没有遵循房室法则，也不会对身体有所损伤。

《玉房秘诀》有一段"选女原则"，"什么样的女子才会吸引男子"或者"男子更愿意与什么样的女子进行房室活动"，书中写道：

冲和子曰：婉娩淑慎，妇人之性，美矣。能浓纤得宜，修短合度，非徒取悦心目，抑乃尤益寿延年。

欲御女，须取少年未生乳，多肌肉，丝发小眼，眼睛白黑分明者，面体濡滑言语音声和调；而下者，其四肢百节之骨皆欲令没肉多而骨不大者；其阴及腋下欲令有毛，有毛当令细滑也。

若恶女之相，蓬头垢面，掮项结喉，麦齿雄声，大口高鼻，目精浑浊，口及颔有高毛似鬓发者，骨节高大，黄发，少肉，阴毛大而且强，文多逆生，与之交会皆贼损人。

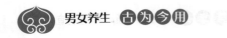

女子肌肤粗不御，身体癯瘦不御，常从高就下不御，男声气高不御，胫股生毛不御，嫉妒不御，阴冷不御，不快善不御，年过四十不御，心腹不调不御，逆毛不御，身体常冷不御，骨强健不御，卷发结喉不御，腋偏臭不御，生淫水不御。

其大意为，冲和子说：姿容姣好，性情贤惠，这是女人的天性，其皆为美（都是吸引男子的因素）。高矮胖瘦都适中，不仅看着顺心，与之房室还能有延年益寿的功效。选择女子交合，须选年轻未生育，发丝如瀑，眼神清澈，皮肤细腻，声音柔和，头部之下的身体关节骨小而肉薄，阴户与腋下体毛稀少，有毛则细滑的女子。恶女的面容，无外乎蓬头垢面，头大而有喉结，齿列不齐，声音如男性，目光浑浊，长有"胡须"，骨节大，毛发黄枯，体态干瘦，阴毛多而硬，纹络横生，与这样女子交合会伤害身体。若女子皮肤粗糙，或身材消瘦，或身形过于矮小、高大，或声音雄浑，或腿毛旺盛，或嫉妒心重，或阴户寒冷，或没有快感，或头发卷曲，有喉结，或有狐臭，或淫水泛滥者，均不可交合。简而言之，女子应尽量避免上述情况，方可增强自己在房室活动中的魅力。

从古至今，女子多以颜值博得男子青睐，正所谓"郎才女貌"，现如今美容业高度发达，尤其是近几年私密养护成为火红的事业，不少女子不惜重金，抓住青春的尾巴，博得男人的青睐。

 小贴士：

男女性匹配

房室活动中，男女之间除了感情和谐之外，性功能的匹配度同样非常重要。根据现代医学研究，男性性功能的旺盛时期在18～25岁，30岁是个拐点，40岁逐渐下降，人过四十天过午，"人过四十阴气自半"；而女性30也是个节点，在37～43岁达到高峰，即俗语称"三十如狼，四十如虎"。从时间上男性的平均时间3～5分钟，而女性达到高潮的时间平均7～9分钟。然而，男女婚配通常以"适龄"为主，二者年龄相差无几，所以在婚姻的房室活动中，往往会出现"男强女弱"与"男弱女强"两个阶段。了解男女性功能的强势期，夫妻之间可以通过前戏以及其他合理性行为方式，在不同的年龄段增加性匹配度，达到房室和谐，家庭和睦的效果。

二　性欲缓慢——变被动为主动

在古代封建社会里，由于"男尊女卑"的制度背景，女子都扮演着"被动""服从""配合"的角色，床笫之事尤其如此，若女子主动，往往被认为是一种"不贞""失节"的表现。随着现代社会的进步，男女地位趋于平等，女子在房室活动中不仅可以拒绝，也有索取快乐，掌控节奏的权利，甚至当女性主动出击时，更能挑起男性的欲望，让房室幸福急速升温。

其实，女子在房室活动中的"主动"自古有之，只不过因时代背景

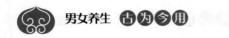

少有记载，《素女经》便有一段：

> 妇人身当自动摇，上与男相得，然后深之，男女百病消灭。
> 浅刺琴弦，入三寸半，当闭口刺之，一二三四五六七八九，因
> 深之，至昆石旁往来，口当妇人口而吸气，行九九之道讫，乃
> 如此。

大意为，男子阴茎插入之后，女子可以积极主动迎合，控制身体左右摇摆，上下翻涌，配合男子体位，相得益彰，然后深深含入，主动引导男子行"九浅一深"等交合之术；同时，在交合过程中更可以加入"接吻""抚摸"等挑逗，既增进房室乐趣，也对房室养生有积极作用，甚至可以消除病患，延年益寿。

女性在房室活动中本就不是天生的被动者，而是主动的参与者，若在动情之时特意压抑自己的本性，不仅女子无法尽得房室之乐，男子也无法尽得女子之美，甚至过度地压抑还可能会影响身心健康，导致家庭不睦。那么，女子该如何以主动姿态，争取性福呢，可从以下几点做参考：

1. 改变观念，提升自我

女子并非男子的附属品，而是家庭的女主人，拒绝男子的"性要求"无须愧疚，主动提起"性要求"也不必害羞。特别是已婚女性，切不可懈怠自身管理，饮食方面要及时补充身体能量与助性食物，装扮方面也要追求美丽，生活方面更要有情调，让丈夫对自己一直保持兴趣。

2.学习知识，做好准备

学习必要性爱知识，做好房室活动的前期准备，如沐浴洁身、激情视频、甜言蜜语等性暗示，尤其是做好"润滑阴道"的准备，必要时可使用健康润滑剂，以免当夜首次交合时彼此疼痛，瞬间熄火。

3.主动出击，多换体位

在掌握一定的性爱知识后，了解男子的敏感点，女子可以主动挑逗男子，如亲吻、抚摸、轻咬、深含等等，既可表达女子的爱意，同时还能激发男子的性欲；再次，可按前文《素女经》《素女妙论》中所言，变换体位，主动向男子索要性爱的快乐，让男子也有一种被征服的愉悦。

4.善用工具，增强情趣

性爱工具自古有之，其范围也多种多样，在不影响身体健康的情况下，适当使用性爱工具可以增强房室情趣。

当今社会，多有女性抱怨伴侣在房室活动中"应付公事"，不能尽兴，不妨从"房室秘术"中学习参考，主动出击，掌握性福，或许找到不一样的快感，也能一起点燃伴侣的欲火。

小贴士：

女性的A点、U点和G点

G点：1950年德国妇产科医生恩斯梯·格拉齐拍（Dr.Ernest Grafenberg）提出G点概念，女性阴道下1/3，据阴道口5～6cm，靠近耻骨的阴道前壁的一块区域，经由性刺激，这块

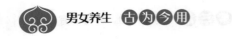

区域会产生突起反应，女性也因此达到高潮，这块区域被称为"G点"，有报道认为"G点射液"。在中国古代房室养生书籍及言情小说中提到的"花心"与现代的"G点"有相关性，需要我们继续探索和研究。

A点：由马来西亚性学专家蔡志安医生花了4年的时间，对271名接受研究的女性发现，女性G点顶端和阴道尾端中间的阴部有一片区域，对其进行刺激5～10秒，女性会感到更多性愉悦，同时阴道也会产生更多分泌物，变得更加润滑；对于很多在性爱时迟迟未能进入状态的女性而言，刺激A点非常有效。

U点：由1988年美国西北大学医学院教授所发现。U点位于阴道前壁及阴蒂之后2厘米处，U点的刺激会使你产生排尿的欲望，当U点刺激与阴蒂刺激联合进行时，会带来更美妙的性体验。

三　以阳养阴——"性福"即"幸福"

中国古代房室养生的相关研究多以男性为主，故"多御少泄""还精补脑""采阴补阳"等言论屡见不鲜，均是强调男子在房室活动中该怎么做，如何受益。然而，正像老子《道德经》所言："万物负阴而抱阳，冲和以为气。"房室活动是阴阳交合，男女都应从中受益，所以女子也应从房室活动中找到滋养身心的方法，不仅获得一时的"性福"，而且也要追求一辈子的"幸福"。

生活中不难发现，女性在婚前婚后的状态变化巨大。有些女子婚前如娇艳的花朵，婚后不仅气色每况愈下，而且脾气也变得愈发暴躁；有些女子婚前体弱慵懒，性情冷淡，婚后却精神奕奕，风姿绰约，性格也开朗许多。这样的变化和婚后性生活有着莫大的关系。在人体五脏之中，肝脏主导气血，是女子容颜的基础；肝火主导性情，是女子脾气的诱因；而女性的肝经恰好绕过阴户，所以良好的房室活动是疏导肝经的重要方式，不可不察。

传统医学认为，女子以血为生命之本（男子以精），以肝血滋养疏泄，才有行经、排卵、性欲、情志的条畅。肝经性喜调达，若肝经郁结，最容易月经紊乱、小腹胀痛，甚至肌瘤囊肿。此外，在传统房室养生理论中，关于房室活动的频率与四季的关系，一直有"春增，夏多，秋少，冬无"或"（每七日）春二，夏三，秋一，冬无"的说法，春季肝经旺盛，女子往往多愁善感，容易伤春，房室频率适当增加，可以帮助女子疏通气血，宣泄肝气，有益于身心健康。

房室活动对女子身体有一定的补益作用。隋代《玉房秘诀》中有这样一段关于"养阴之道"的记述：

> 与男交，当安心定意，有如男子之未成，须气至，乃小收情志，与之相应，皆勿振摇踊跃，使阴精先竭也，阴精先竭，其处空虚，以受风寒之疾。或闻男子与他人交接，嫉妒烦闷，阴气鼓动，坐起晻恚，精液独出，憔悴暴老，皆此也，将宜抑慎之。

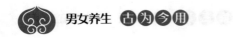
若知养阴之道，使二气和合，则化为男子。若不为子，则转成精液，流入百脉以阳养阴，百病消除，颜色悦泽，肌好，延年不老，常如少童。审得其道，常与男子交，可以绝谷九日而不知饥也。

大意为：女子与男子交合时，要安心会意，若男子性高潮来得晚一些，可以先微微收拢兴致，与男子呼应一下，切勿急于高潮先泄精，否则阴处空虚，容易受风引发寒疾，影响身体健康。或者心生妒忌，烦闷难当，自行手淫使阴精独自流出，则容易憔悴衰老，这些都不是良好的房室行为，对自身有害。

真正懂得利用房室活动滋养身心的女子，一定是让阴阳之气相和（男女同时高潮，精子与卵子更容易结合），利于受孕，也符合现代科学生殖细胞信息素学说。即使不以孕育生命为目的，也可以将男性阳精之气吸收，填充脏腑经脉，促进气血流通，这便是古人所说的"以阳养阴"，能够消除疾病，使得肌肤润泽，延年益寿，长如少女。审时度势，了解这种"养阴之道"，常与男子交合，即便是多日不曾进食也不会感觉饥饿。

总之，对于身体健康的女性，房中之术可以促进夫妻和谐；对于体质较差的女性，房中之术是一剂良药，从内部疏通经络，调节气血，重新还你一个如花似玉的健康之姿。作为新时代的女性，一定要以正确的心态面对房室活动，这既是婚姻生活的一个黄金环节，也是家庭和睦的重要保障；女性不仅有权力要求合理的性生活，更有义务让夫妻性生活变得更加完美。当然多日不食，光靠房室活动不能"当饭吃"，丰富的营养，良好的心情有利于形成良性循环。

小 贴 士:

武则天的"四大男宠"

野史记载，武则天年过花甲依然风韵犹存，面容娇嫩，体如少妇，究其奥秘，其深谙"以阳养阴"之道，常年男宠侍寝，以房室活动来滋养身心。年轻、帅气、健壮，为武则天挑选男宠的三个必备条件，其"四大男宠"载于史书。

其一，薛怀义。《旧唐书》记载："（薛怀义）有非常材用，可以近侍。"《新唐书》记载："（武则天试后）'悦之'"，遂安排其为白马寺住持、委以重任，即掩饰了身份也可以名正言顺进宫侍奉。其二，沈南璆。《唐史演义》称"南璆房术，不让怀义，武氏恰也欢慰"。沈南璆本为御医，为人温和，很是懂得武则天的心思，加之年近七旬的武则天受到沈南璆的悉心照顾，便收为男宠。其三四，张氏兄弟（张易之、张昌宗）。《旧唐书》记载："（武则天）即令召见，甚悦。由是兄弟俱侍宫中……俱承辟阳之宠。"张易之、张昌宗是一对亲兄弟，唐太宗时凤阁侍郎张九成的儿子，二张兄弟当时只有二十多岁，并且风度翩翩，相貌非凡。

慈禧喜欢小鲜肉

民间相传，慈禧一生喜好男色，特别是后期掌权期间，除了固定的几个情人，还经常让李莲英在民间招募年轻力壮的男子满足自己性欲。

恭亲王奕䜣，咸丰皇帝同父异母的弟弟，咸丰在承德病逝，他与慈禧床上、床下的双重合作，发动"辛酉政变"，除

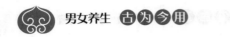
掉以肃顺为首的"八大辅臣"。但之后被慈禧几经利用,分分合合,最终被这个情人大嫂给彻底废了。

荣禄,身兼军机大臣、北洋大臣、直隶总督。相传慈禧入宫以前就与荣禄相爱,荣禄对她一往情深。慈禧身边的宫女德龄的《御香缥缈录——慈禧后私生活实录》一书写道:"在慈禧没有给咸丰选去做妃子以前,荣禄就是伊的情人,后来荣禄仍克尽厥职的做伊的忠仆。他们两人中间的一番恋爱,却就此很沉痛地牺牲了。"

巴克斯,八国联军侵华之时,慈禧从排外开始转向主动接触西方,邀请很多西方人士进入紫禁城和皇家御苑。巴克斯就是在这个大潮之中进入了中国宫廷,进入了慈禧的生活。巴克斯年轻英俊,又具有异域风情,因此,她一进皇宫就成了慈禧的座上宾,很受喜欢尝鲜的慈禧的喜爱,将其攻下,巴克斯成了中国女王的情人。

瓦伦,《太后与我》一书中,记载了慈禧太后与瓦伦的事情。瓦伦23岁时被50岁的慈禧看中,并安排李莲英把瓦伦接到宫中,一夜交欢五次,第二天,瓦伦不知道是性事过度还是吃春药过多,离奇死亡了。使馆给出的解释是,瓦伦热中风而死。

四　判别阴道健康，促进房室和谐

　　女性阴道与男性阴茎在感观上恰恰相反，男性阴茎露于体外，性交之时勃然而起，尽显男子阳刚外放之气；女性阴道则藏在体内，性交之时娇花带雨，象征女子阴柔含蓄之美；两者符合"阴阳和合，孕育万物"的天然大道。在古代性学文化里，阴道不仅是生育器官，也是男女彼此带来美好享受的关键部位，所以在房室典籍中，对阴道结构功能的研究，好坏的判别，有详尽记载。

1. 了解结构，探寻"花心"

　　中国古代性学者对女性阴道结构的研究不亚于现代医学，只不过古人命名上用词委婉、雅致，且更加形象。马王堆汉墓出土的帛书《天下至道谈》中便将女性阴道分为十二部分：

　　　　一曰笄光（阴道口），二曰封纪（大小阴唇），三曰洞瓠（阴阜），四曰鼠妇（阴道口与阴蒂之间），五曰谷实（阴蒂），六曰麦齿（处女膜），七曰婴女（阴道内后穹窿），八曰反去（阴道左右穹窿），九月何寓（阴道内穹窿），十曰赤缴（丹穴），十一曰赤豉（阴道穹窿内子宫颈），十二曰躁石（阴道穹窿与直肠子宫陷窝相接处）。

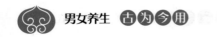

《素女妙论》则认为阴道由八个部位组成，这八个部位恰好由浅而深，一寸一寸（此处以明代《素女妙论》为参考，明代一寸约等于现代3厘米）地分布在阴道内，依次名为：琴弦、菱齿、妥溪、玄珠、谷实、愈阙、昆户、北极。

无论是"十二部分""八部分"，还是其他观点，后世均未得到广泛宣扬，反而各类书籍中提到的"花心"一词被大众所认同，与现代性学中"G点（德国妇产科医生恩斯梯·格拉齐拍首先提出）"的理念颇为相似。古人常将女性阴道比喻成"花"，花心无疑是花中最关键的"蕊"，不过小说里都讲插到底，直捣花心，似乎概念模糊，由于女性有个体差异，花心在阴道中的位置、大小也因人而异，需要进一步研究探索。在房室活动中若男子找到花心，给予其合理的刺激，女子则容易达到性高潮和性满足。中国古代性学者进行女性阴道细致的研究，是为了找到花心的规律，以更好地服务于房室活动。

2. 良好阴道的判定

中国古代房室家认为，良好的女性阴道应具有"温、紧、香、干"四大特点。温，指的是阴道保持一定的温度，若女子体寒（宫寒），则阴道偏凉，不宜房室；紧，指的是阴道肌肉有握力，房室中能严密包裹阴茎；香，指的是阴道无异味（卫生，无妇科疾病，不在例假期内）；干，指的是（在无性刺激的情况下）阴道内干爽舒适，无过多分泌物。《合阴阳》最早记载了性交时女子阴部所产生的气味，如"一已而清凉出，再已而臭如骨，三已而澡（燥或膜）……五已而芗"等。与现代性医学研究的阴道分泌物气味，好的清爽的味道与诱发性刺激确实存在着一定的联系。据1982年，吴阶平教授等人编译的《性医学》说："嗅觉是人类性行为与神经内分泌之间关系中另一个可能起作用的因素。在不同的动物种系中，已经发现在同种之间起联系工具作用的化学物质——具有吸引力的信息激素。人类的阴道分泌物中也发现了这种类似的化学物质，这就引起人们推测，信息激素在人类活动中可能起作用。"由此可见，古人对性生活的观察非常仔细。在《金瓶梅词话》中曾录有一首诗：

> 温紧香干口赛莲，能柔能软最堪怜。
> 喜便吐舌开颜笑，困便随身贴股眠。
> 内裆县里为家业，薄草涯边是故园。
> 若遇风流轻俊子，等闲战斗不开言。

其中，不仅如前文所写，还将女子阴道比喻成莲花，而且直接提出"温、紧、香、干"的说法。由于古代"男尊女卑"，对女性阴道的评价多来源男性，为了维护男性自尊，有人加上第五条标准：浅。所谓的浅，指的是阴道不能深不可测，房室中需让阴茎有"触底感"，男性才会感到自信，间接消除了"短"的自卑。清代小说《姑妄言》中，便有奇姐说道："妇人的阴户，有五好五不好。五好呢，是紧暖香干浅；五不好呢，是宽寒臭湿深。"前四对反义词较受大众认同，至于"深浅"之言则存有争议。

3. 不良阴道的种类

"宽寒臭湿深"泛指正常阴道中，因疾病、卫生或性行为不当等原因造成的现象，所谓的"不良阴道"，指不适宜交合的阴道。明代著名医家李时珍曾在《本草纲目·人部·人傀》中写道："五不女，螺、

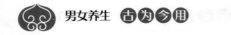

纹、鼓、角、脉也。螺者，牝窍内旋，有物如螺也；纹者，窍小即实女也；鼓者，无窍如鼓也；角者，有物如角，古名阴挺是也；脉者，一生经水不调及崩带之类是也。"简译：螺，内旋有物如螺，也有"骡"的意思，现代指阴道斜隔；纹，即使"纹阴"，就是阴道狭窄或缺陷；鼓，即"鼓花"，就是处女膜厚或闭合；角，即"角花"，阴蒂过长或阴阳人；脉，一生无月经或月经不调，现代指始基子宫、子宫发育不良。拥有螺、纹、鼓、角、脉五种类型阴道的女子不仅不宜或不容易同房，而且还可能不能生育。

正如古人所言，女性阴道如花儿一般娇弱，也如花一般娇艳。既需要女性自己用心呵护，也需要男性伴侣悉心爱护，待到此花盛开之时，若恰逢吉时，迎和风雨露，必然会结出美好的果实。

小贴士：

男性性功能障碍的女性因素

男性的阳痿、早泄等性功能障碍，从西医的角度与神经、血管、内分泌、心理等因素有关，中医分为肝肾阴虚、痰湿壅盛、肝气郁结、心脾两虚、命门火衰、心肾不交、肝经湿热等证型。不少患者四处求医补肾壮阳，甚至靠"伟哥"过日子，把自己折腾得无药可救，而忽略了女方的因素。

1.拒绝配合。一般来说，房室活动中男性作为主动一方，但如果女性冷淡、心理排斥，或者无动于衷、执意拒绝，让男性无法在性生活中获得快感，甚至产生反感和痛感，久而久之让男人失去兴趣，导致性欲减退，继而引起阳痿、早泄等功能障碍。

2.讽刺挖苦。每个男性的阴茎长短大小各异，功能有强弱，尤其是在当今社会压力比较大的情况下，男性在房室活动中偶尔发挥失常，雄风不振也是常有之事。此时若女性因未得到满足而对男性冷嘲热讽，就会对心理造成创伤，让男性有强烈的挫败感，无地自容，导致阳痿、早泄等现象，而且较难恢复，所以"鼓励、安慰"是最好的良药。

3.疾病干扰。当女性患有妇科疾病，尤其是患有霉菌性、细菌性、病毒性阴道炎等，如果未有采取安全措施，一旦传播给男性，也会引起男性尿道炎、前列腺炎等，还有下体气味或口腔异味浓烈，也会导致男性性欲减低等功能障碍。

4.特殊时期。在怀孕和分娩期间，男方禁欲时间较长，如果不注意情感交流，男方的性欲得不到宣泄，也可能会导致阳痿、早泄等问题。

北京中医药大学毕焕洲教授认为：早泄根本就不是生物学意义的疾病，而是来自女性压力而导致的焦虑性抑郁症，活生生制造出来的一种男性心理疾病。从进化论来看，早泄是一种优势的性行为！射精越快，更能将自己新的基因传入种群，创造更多的变异机会，有利于促进种群的进化。况且绝大多数动物都是早泄。女人的阴道及性技巧，可以明显改变男性的射精时间。女性的阴道内力、性魅力以及因男性射精过早而对男性的态度，决定男性在阴道的潜伏时间及心理反应。"阴道内力"来自阴道的应力、握力、摩擦力。内力越大，伴侣的兴奋度就越高，早泄就越容易形成。

第四章

阳之不便　养肾从医

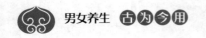

一 阳痿——不当蜡枪头

阳痿，是中国古代医籍对男人不能行房的称谓，《养生方》称痿症为"老不起"，早先西方称为"性无能"，因为字义上有贬损之嫌，现代医学称之为"阴茎勃起功能障碍"（erectile dysfunction，ED）。临床上不少就诊者直接说来看"ED"。阳痿通常是指在连续3～6个月里，阴茎在充分的性刺激下，不能达到和维持足够的勃起状态，从而无法进行满意性生活。作为男性最常见的性功能障碍之一，阳痿虽然并非危及生命的疾病，却与患者的心理健康、生活质量、伴侣关系等皆有密切关系。

传统医学认为，男子阳痿的主要原因是"肝肾元气不足"。肝主筋，肾主骨，肝气不足则筋脉不通，故而无法勃起；肾气不足则骨脉不坚，故而勃起不硬。明代医家万全在《万密斋医学全书》中写道："男子阳道之不强者，由于肝肾之气不足也。肾者作强之官，肝者罢极之本。肝之罢极，生于肾之强作也，故阴痿而不起不固者，筋气未至也。肝主筋，肝虚则筋气不足矣。阴起而不坚不振者，骨气未至也。肾主骨，肾虚则骨气不足矣。"另一位明代医者张介宾在《宜麟策》也有相关论述，提出医治良方："凡肝肾湿热以致宗筋弛纵者，亦为阳痿，治宜清火以坚肾。然必有火症火脉，内外相符者，方是其证，宜滋阴八味丸或丹溪大补阴丸、虎潜丸之类主之。火之甚者，如滋肾丸、大补丸之类俱可用。"由此可见，补肾养肝是中医治疗阳痿的一大主旨。

随着时代发展，造成阳痿的原因则大致可分为"心理"与"生理"两种。

心理上的困扰或创伤，让人拥有"不想""不敢"的潜意识。由于生活压力日益增大，焦虑、忧愁、苦闷等心理现象逐渐成为一种常态，很难拥有纯粹的"性致"。男子在行房时，大脑还不断地运转，想着"工作、房贷、人情世故"等烦心的事情，出现阳痿也就不足为奇。现代医学证明，当男性压力减轻时，身体会产生一种叫作"乙酰胆碱"的化学物质，使平滑肌得到松弛，促进阴茎勃起。《宜麟策》中也写道："凡思虑焦劳，忧郁太过者多致阳痿。盖阴阳总宗筋之会，会于气街，而阳明为之长，此宗筋为精血之孔道，而精血实宗筋之化源。若以忧思太过，抑损心脾，则病及阳明冲脉，而水谷气血之海必有所亏，气血亏而阳道斯不振矣。"可见，以轻松自在的心情进行房室方能事半功倍。如果男性在某次行房受到心理创伤，留下心理阴影，大脑潜意识会有"害怕"的感觉，从而"不敢"勃起。清代独逸窝退士所写随笔小说《笑笑录》中有这样一则故事："长洲韩尚书桂舲稚年读书斋中，知识初开。于无人时以手弄阴，适有猫戏于旁，见其蠕动，跃登膝上。韩出其不意，惊而精咽，遂痿。然不敢告人，久而失治，终身不复举。"一只猫就可以惹得痿而不举，可见男人的心理之事经不起风吹草动，床帏之中的房室，免受惊扰至关重要。

生理上的疾病，让男人拥有"不能"的困扰。《孟子》有云"食、色，性也"，美食的诱惑与房室的快感都让人欲罢不能，正如无节制的饮食会损害肠胃消化功能，过于频繁的房室行为同样会带来健康隐患。清代小说《姑妄言》中有一则故事，说的是一个名叫单于学的人，家中有一妻三妾和两个通房婢女仍不满足，时常流连于烟花柳巷，最终"竟弄成个自反而缩，任你百般抟弄，总伸不出来"。可见，凡事过犹不

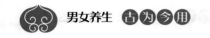
及，男子更为如此，殊不知"万千淫水终日泡，金枪也变蜡枪头"的道理。另一方面，"疾病"是导致阳痿最常见的原因。除了先天性的因素，年龄增长带来的自然的逐渐衰退之外，糖尿病、高血压、心血管疾病、生殖疾病等都可能会造成阳痿。泌尿和男科医师认为80%～90%的阳痿是器质性的，而非心理性，而性治疗也承认50%的阳痿存在器质性异常。阳痿是心血管病的信号，原发性高血压病的阳痿患病率是15%，糖尿病患者患病率多在50%左右，慢性肝、肾功能不全患病率在40%以上。针对这些慢性病造成的阳痿，原发病的防治尤为重要。

《素女经》曾记载皇帝询问"玉茎不起"："黄帝曰：'今欲强交接，玉茎不起，面残意羞，汗如珠子，必情贪欲，强助于手。何以强之，愿闻其道。'素女曰：'帝之所问，众人所有。凡欲接女，固有经纪。必先和气，玉茎乃起。'"可见，先贤大圣也不例外，现如今阳痿已成为常见病、多发病，首先要坦然面对，可参照《素女经》中所言，让心气和悦，放松精神，相信必有好转；若是病理问题，应及时就医，力争早日康复，以"昂首挺拔"的王者姿态，迎接"性福"人生。

小贴士：

缓解ED的手疗方法

笔者经过多年潜心研究，发明了一种简单方便、行之有效的治疗ED的行为疗法，还参加了2017年5月在捷克召开的23届世界性健康大会，并在大会交流演讲。

首先按摩：放松很重要，取平躺或者坐姿，右手的拇指和食指握住阴茎，另外三手指握住阴囊和睾丸顺时针转81次。同样手法换左手，逆时针转81次，促进海绵体充血。其次调吸：

采取单盘、双盘或者躺下，全身放松，意守丹田（下丹田肚脐下三横指），用鼻子深吸气，感受气体穿过胸腔，向下到达腹腔，直至腹部向外凸起至最大限度，然后缓缓地用鼻子呼气，同时腹部向内凹陷至最大限度。循环往复，经常练习，可以减轻心理压力，恢复体力，加速血液循环，增加局部性能量。

具体手法：选择适当的体位，左手握阴茎，右手食、中、无名、小指并用按摩挤压尿道海绵体，左右交替，一松一挤，反复数次，使海绵体松弛、充血，海绵体逐渐膨大。然后左手食指与拇指紧握阴茎根部，右手向阴茎远端挤压海面体，左手则松弛，待血液进入阴茎远端，左手再紧握阴茎根部。如此反复数次，阴茎保持相应的硬度，可插入阴道。

在插入性交活动中，右手协助左手以增强力度。在抽动过程中由于达到了插入的"目的"，心理压力明显缓解或消除，加之性事活动中的各种刺激，可诱发阴茎"正相"勃起，双手"工作"结束。若在性交活动中阴茎萎软，仍可采用上法达到插入效果。

《阳痿论》

《阳痿论》是晚清丹阳名医韩善徵所撰，1897年问世，迄今120余年，为我国最早的阳痿专著，2019年东南大学附属中大医院金保方著《阳痿论评注》，对该书予以高度评价。《阳痿论》提出阳痿病"于阳虚者少，因于阴虚者多"的观点，一改前贤一遇阳痿补肾壮阳的千年定律。如宋代严用和《重订严氏济生方，虚损论治》指出："五劳七伤，真阳衰惫……阳事不举。"至明代张介宾《景岳全书。杂症谟》云："凡男子阳

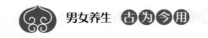
痿不起，多由命门火衰，精气虚冷，阳痿火衰者十居其八。"韩善微提出滋阴治痿之论，对现代医家启迪良多。徐福松教授研读该书，提出"禾苗学说"，认为"阴虚者十有八九"。所创二地鳖甲煎（生地黄、熟地黄、菟丝子、茯苓、枸杞子、五味子、鳖甲、牡蛎、金樱子、丹皮、丹参、桑寄生）对肾阴虚阳痿多奏良效。

《十问》论"接阴之道"提出"必食阴以为当（常），助以柏实盛良"是最早提出滋阴治疗阳痿的，只可惜地下埋藏两千多年。

二　早泄——不能太敏感

早泄（PE），现代医学将其归于"射精功能障碍"，且最为常见的一种类型，发病率高达37%之多。目前，医学界对于早泄的定义尚有争论，大致可分为"狭义"与"广义"两种：狭义上，是指男性在行房时未将阴茎插入阴道，或插入后未经抽动（抽动几下）即不由自主地射精，一般定义时间为1分钟；广义上，是指在房室活动中，女性未能充分达到高潮的情况下，男子不想射精而无法控制，不由自主地射精，大部分在3分钟之内。虽然狭义与广义上的早泄程度不同，但带来消极、苦恼、忧虑及挫败感，无疑都会给夫妻生活带来困惑，产生心理隔阂，而与"阳痿"相同，早泄同样会对男人在生活、事业等带来负面影响。

传统医学认为，早泄的主要有肝气郁结、心肾不交、心虚胆怯、肾气不固所致。清代医者周学海所著《读医随笔》中写道："凡肝热欲勃之人，于欲事每迫不遇，必待一泄，始得舒快。此肝阳不得宣达，下陷于肾，是怒之激其志者，均致五脏气虚，穷必及肾，导致肾气虚弱，精关不固，闭藏失职，约束无能，而成早泄之病。"简而言之，由于脏腑机能减弱，导致肾气不足，而肾居腰府，藏精气，司二阴开合，肾气不足则无法固本守精，犹如水龙头无法随意开合，一有性冲动与性刺激，便会不受控制的外泄。结合现代医学，则可将早泄的原因大致归纳为以下类型：

1. 久未性交，精满易泄

男子长时间禁欲，体内精液积蓄过满，此时进行房室，长时间被压抑的性欲会猛然爆发，容易早泄。此时的男子就像一个装满水的堤坝，稍以施加外力便容易"泄洪"，属于久别胜新婚，是较为正常的"早泄"，通常行房规律就恢复正常了。

2. 前戏过长，难以控制

在房室活动中，除了正常的性交之外，手淫、口交、乳交等房室前戏都可以刺激射精，若女性长时间给予男性"刺激"，就会提前或送入阴道后就射精的现象。合理分配"刺激射精"的时间与方式，不断总结房室技巧，就会避免早泄。

3. 初次房室，故而早泄

男子在第一次房室行为中通常都会早泄，这是较为普遍的生理现

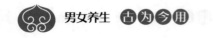

象；其次，对于不懂房室需要循序渐进的男性，没有爱抚和前戏，只知蛮干，或手忙脚乱，同样会出现早泄。若身体机能无碍，耐心学习，不断总结，一定有所改善，可参考本书其他章节内容。

4. 伤病初愈，身体虚弱

身有伤病时不宜进行房室，尤其是病情较重时属于"禁欲时间"，伤病初愈时往往性欲攀升，但此时身体虚弱，元气未复，进行房室往往容易早泄。

5. 醉以入房，难以自控

酒虽能助兴，却过犹不及。饮酒大醉会让人神志不清，身体不受控制，走路歪斜，小便失禁等状况均为常见。此时若进行房室，早泄居多。

6. 纵欲过度，已有病态

传统房室文化中经常提及"欲不可纵"，过度纵欲容易造成生殖系充血，机能失调，功能下降，特别是前列腺炎症，从而导致早泄。有此病患，应立即减少房室，节欲保精，方才有望"重振雄风"。

7. 生理问题，及早就医

常见的"包皮过长"，龟头炎、尿道口炎、尿道球腺炎、前列腺炎等对刺激比较敏感，一旦行房，就会导致早泄。这些情况建议及早到医院治疗。

给大家介绍两种临床比较可靠的方法。

早泄外涂方

处方：五倍子100g，细辛100g，丁香100g，蟾酥30g。加95％乙醇500mL，密封浸泡1月，滤去渣装瓶备用（北京四大名医孔施再传弟子齐来增方）。

处方：丁香、桉叶、生姜、肉桂为主，加酒精、丙三醇、丙二醇、异丙醇等组成。经精选原材料，卒、提纯、蒸馏、精制后，混合搅拌、灌装、封盖而备（《中医外治杂志》1998年第7卷第5期，上海中医药大学戚广崇等方）。

处方：川椒、龙骨、海螵蛸、肉桂、细辛、丁香、五倍子、蟾酥等药加75％酒精浸泡2天，过滤去渣，取清液贮瓶备用，即同房前半小时喷涂龟头，行房前用温水洗去，即可性交，连续应用3～5次（《浙江中医杂志》徐州中医院秦云峰方）。

捏挤手法

也是一种耐受性训练，它可以使男性的射精阈值提高，降低敏感性，缓解紧迫感，让射精的"脸皮"厚起来，改善或恢复射精时间。具体方法，最好由女方操作。有两种方法，一是阴茎头部捏挤法：拇指放在阴茎系带的部位，食指、中指压在冠状沟缘上下方，柔和捏挤5秒钟，然后突然放松，即为一次捏挤。施压方向由前向后，不要压向两侧。二是阴茎根部捏挤法，女方用拇指、食指、中指捏挤阴茎根部，捏挤时要用指头的腹面轻柔稳压。

捏挤法对早泄疗效显著，治愈率可达95％以上。如能坚持2周到半年时间，效果会更好。此法简单、方便、有效，尤适

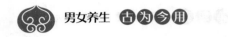

用于单纯性早泄。

男性早泄无外乎三大因素：其一是龟头及阴茎神经敏感，其二是射精管（前列腺部位）可能充血有炎症，其三为大脑皮层过于兴奋或心理紧张。由于医学界对"早泄"尚未有准确定义，根据每个人的身体素质，以及每一对夫妻之间的房室和谐关系等众多因素，男子在判断是否早泄时，一定要进行科学且全面的测评，既不要妄自尊大，也不要妄自菲薄。若确实患有早泄的问题，按照房室养生学的方式方法训练，必要时及时就医，都能取得较好的疗效。

:

绝大多数动物都是早泄的

2009年上海世纪出版股份有限公司出版的《黑猩猩的政治·猿类社会中的权利与性》，弗朗斯·德瓦尔研究表明，黑猩猩在交配竞争的环境下，性交本身的持续时间不超过15秒，仅仅几次深入有力的抽插动作就足以射精。德斯蒙德·莫利斯对灵长类射精时间的描述亦如此。黑猩猩阴茎在阴道内抽送6～20次就射精，时间是7～10秒；帽猴阴茎抽送5～30次；吼猴阴茎抽送8～28次，平均17次，时间是22秒；恒河猴阴茎抽送2～8次，时间不过3～4秒；狒狒阴茎抽送15次，时间是8～20秒……看来，灵长类都是早泄者。

早泄的认识

1917年，心理分析师卡尔认为早泄是一种潜意识的冲突，因而采取了经典的精神分析进行治疗。1943年，德国精神病学家伯纳德对此提出质疑，认为早泄是身心障碍性疾病，并提出了生理与精神两种因素导致早泄，主张应用麻醉药膏治疗。因为伯纳德是第一个用医学的方法研究早泄的学者，后世称之为"早泄之父"，这是国外最早记载早泄诊治的文献。

中国最早记载早泄的医家是清代医家叶天士，他于1896年（清光绪二十二年）著《秘本种子金丹》。将早泄称为"鸡精"，取鸡交配时间短之意。中国历史上很多医家记载过排精异常，但其源于精液遗失对健康损伤及对生育影响的恐惧，名曰"失精""梦遗""滑精"等。民间称早泄为见花谢，又称"见花败"。"花"代指女性阴部，"见"的主体为男性阴茎，意思是当男性阴茎与女性阴部一碰面（接触），男子就容易泄精。

三　强阳——不想太尴尬

多数男性都希望自己在房室之中英姿勃发，金枪不倒，但凡事过犹不及，如果阴茎在缺少性刺激的情况下不由自主、长时间的勃起，或在高潮后依然兴致勃勃长达4小时，还伴有阴茎疼痛、无性欲，那就与"阳痿"走向对立面，不仅让人尴尬，羞于出门，且对身心健康危害较大。

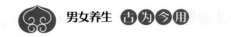

这种异常勃起，在传统医学上称之为"阳强""阴纵""纵挺不收"或"强中"，30～40岁已婚男子多见。

《诸病源候论》中写道："强中病者，茎长兴盛不萎，精液自出。"阳强多发生于性交之后，男子排精完毕阴茎仍不松软，症状轻者仅坚挺如柱，出现"性欲旺盛""小便疼痛"等症状；严重者精液久泄不止，甚至精中带血。清代小说《醒世姻缘传》中有一段，说汪为露得了阳强之症，每日花钱雇三个女子与其轮番交媾，如厕时痛得如牛叫一般。由此可见，"阳痿"只是一种难言之隐，而"阳强"则是切肤之痛。

关于强阳的病因，明代医家万全认为是"伤精所致"，即纵欲过度，泄精过多，导致功能紊乱。《万密斋医学全书·养生四要》中写道："交接多则伤筋，施泄多则伤精。肝主筋，阴之阳也，筋伤则阳虚而易萎。肾主精，阴中之阴也，精伤则阴虚而易举。阴阳俱虚，则时举时萎，精液自出。"就此而言，"纵欲"或是阳痿、早泄、阳强等众多疾病的重要根源。

清代陈世铎在《辨证录》中提出患有阳强病症的两个论点，且随附药方。其一为"阳孤之症"，书中写道："人有终日举阳，绝不肯倒，然一与女合，又立时泄精，精泄之后，随又兴起，人以为命门之火，谁知阴衰之极乎……使强阳不倒之人，尚有一线之阴在，则阴必可续而可生，阴既生矣，则阳不为孤阳，阴日旺而阳日平，谁谓非死里求生之妙法乎。"这一观点，与中医"阴阳之道"较为契合，男女体内均有"阴阳"，只是比重不同，男子阳多阴少，女子阳少阴多；男子阴茎勃起又称为"阳举"，是男子体内"阳"的充分展现，但若男子体内只有"阳"（即阳孤），则会强中不倒，此时应平阳生阴。所以，陈世铎在此论点之后随附一剂"平阳汤"药方，可供参考。"玄参（三两），山茱萸（一两），沙参（二两），地骨皮（一两），丹皮（一两）。水煎服，连服两剂，而阳不甚举矣。又服四剂，阳又少衰矣。再服四剂，阳平如故。"其二为"虚火中烧"，书中写道："人有终日操心，勤于诵读，作文之时，刻苦搜索，及至入房，又复鼓勇酣战，遂至阳举不倒……人以为阳旺之极，谁知心肾二火之齐动乎……火尽上升，阳无所寄，势不得不仍归于下，下又难藏，因走于宗筋阴器之间，阳乃作强而不可倒矣……盖二火乃虚火，而非实火。惟有引火归经，少用微寒之品，以退其浮游之火，则火自归源，而鲜决裂之虞。"此论点以"心肾相交"为基础，心属火，肾属水，心火旺盛，肾水不足，体内火气急需宣泄引导，随之走入宗筋阴器之间，导致阳强。陈世铎随附"引火两安汤"，可供参考："玄参（一两），麦冬（二两），丹皮（五钱），沙参（一两），黄连（一钱），肉桂（一钱）。水煎服，一剂而火少衰，二剂而阳乃倒矣。连服四剂，而火乃定。减黄连、肉桂各用三分，再服数剂，两火不再动矣。"

清代医家李用粹在《证治汇补》中写道："阴茎挺纵不收……为强中症，由多服壮阳之品或受金石丹毒，遂使阳旺阴衰，相火无制，得泄稍转，殊不知愈泄而阴愈伤，愈伤而阴愈强。"这与现代医学观点相近，如服用壮阳之品、大麻叶或可卡因过量，大量使用睾酮等，尤其是"伟哥"等可导强阳强。另外患有泌尿、生殖系肿瘤、血液病如镰细胞性贫血、脑梅毒、颞叶病变、精神分裂症等疾患，也会导致阴茎异常勃起。必要时尽早到医院诊疗，未进行治疗的患者容易丧失性功能。中医辨证，肝火亢盛者可用当归龙荟丸；肝经湿热者可用龙胆泻肝汤；血脉瘀滞者可用少腹逐瘀汤；阴虚阳亢者可用大补阴丸。

古人常言：过刚则易折，过强则易衰。阳强的预防也挺重要：房室有节，清心寡欲，饮食清淡，适当运动，不要动不动就补肾壮阳，有原发病不能任其发展。

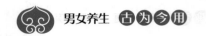

小贴士:

肾实论初探

近千年来，"肾无实证"为人们所推崇，自宋代儿科之圣钱乙有"肾主虚无实"论点后，为多数后人误为金科玉律，导致盲目地不分虚实的补肾，浪费了大量资金和宝贵资源，无形中加重了肾实病症患者的经济负担，严重束缚了中医肾实证理论的发展和肾实病症的治疗。

北京宣武中医医院老中医王均贵著书《肾实论初探》，是中医第一部探讨"肾实证理论"的著作。"肾实论"即肾实证理论。"肾实论"一与肾相关，二与实证相关。"肾实论"所涉及的肾实病症实际上广泛存在于各科临床，由于肾藏精，主生殖发育、主性功能，主水，司二便，主骨生髓通于脑。所以，肾实证在男科、妇产科、肾病科、泌尿科更多见。搜集历代医家共计400多个病案，从临床上反证支持肾实论。

"肾实论"是王均贵于1975年学习中医时，由北京中医药大学著名内经专家程世德老师亲授"肾实病证"后，历经四十余年悟出的心得体会，是对近千年来"肾无实证"谬论的挑战檄文，是铺设中医肾实证理论的第一块铺路石。作者提出的肾实论是源于内经的理论，是与肾虚证理论相对应的理论，是中医基础理论中不可或缺的一部分。作者以《内经》为依据，自认为发现并挖掘到了肾生理、肾病理的根本物质是"精气血"。以藏泻运动为线索定肾虚实；以"精气血"为核心，阐述"肾生理"和"肾病理"。以肾藏泻为线索，定肾虚证、肾实证与肾虚实夹杂证。作者发现"肾生理"出自《内经·上古天真论》：男子青春期肾生理为"二八，肾气盛，天癸至，精气溢泄，阴阳和，故能有子"，以此作为男性青春期生理轴。女子青春期肾生理为"二七而天癸至，任脉通，太冲脉盛，月事以时下"，以此作为女性青春期生理轴。从这个角度看，世界上只有两种人，就是男人和女人，也就是民间盛传的"男精女血"。"肾病理"是包括"肾虚证""肾实证"和"肾虚实夹杂证"的病理病机。肾的虚实是依肾的藏泻为线索而区分的。肾虚证总病机是由于精气当藏不藏或泄泻太过，而致中医界公认的"精气虚损"；肾实证总病机是"精气壅滞"和"精血瘀阻"。是由于精气血当泻不泻或运行障碍，导致气血精流通受阻、壅滞瘀积为病。"肾实论"是应用中医精气血的生理功能、病理变化对男子多肾精瘀和女子多肾血瘀的临床现象做理论上的诠释，并最终以一整套理、法、方、药指导辨证治疗中医临床多种肾实病症的理论法则。肾实证理论简单，容易理解，易于学习、推广、掌握，只要是中医医生就能使用。理法方药也不复杂。除了肾实论是新的理，法是针对多类肾实病型疏导通利、行气活血、通精化瘀的多种治法；方是针对多类肾实病型使用的传统经验方；药还是中医师经常使用的传统药，用于治疗多种常见的肾实病症。

阳强的简验疗法

1.单方、验方

甘草黑豆汤：生甘草60g，黑豆200g，煎水代茶饮。

倒阳汤：黄柏15g，知母10g，煎水代茶饮。

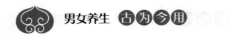

2.刮痧疗法

（1）平卧位　以刮痧板循肝肾两经由两下肢→阴部，自上而下反复刮痧15分钟。

（2）坐位　以刮痧板循背部两侧膀胱经，由大杼穴→会阳穴，自上而下刮痧约10分钟。两者均要求刮至局部皮下瘀青、皮肤发紫为度。

3.放血疗法

（1）督脉、肝经、膀胱经的穴位三棱针放血，出血不畅或无出血可加拔火罐。

（2）大敦穴、委中穴三棱针放血，必要时海绵内穿刺放血。

四　遗精——不可白浪费

"一滴精，十滴血"的说法深入民间，虽是俗语，却代表了人们"惜精"的程度。很多房室养生家认为，凡在房室之外的精液遗失，都是一种浪费的行为，故而非常重视"遗精"现象。

遗精是指没有性行为而频繁射精的一种病症，又名遗泄、失精。通常分为两种情况，入睡做梦时遗精称之为"梦遗"，无梦而自遗或清醒状态下遗精称之为"滑精"。成年未婚男子或婚后分居，长期无性生活者，1个月遗精1～2次属于正常的生理现象。如果遗精过多，每周2次以上，或清醒时滑精，并伴有精神萎靡、头晕失眠、腰膝酸软等症状，属于病态。

1. 梦遗不是病

现代医学认为"精满则溢"，是一种正常的生理现象。《中国性科学百科全书》中写道："随着生理上的不断发育，睾丸在酿造精子的同时，也不断分泌出雄激素。在它的作用下，内生殖器中的两个主要腺体精囊腺和前列腺不断发育成熟，并开始分泌腺液，以便作为精浆的主要构成部分。当这些腺液累积至一定量时，胀满了的腺体自然地发放一种生理反射，'告知'性中枢可以向性腺下达收缩腺体的命令。在这种生理性潜意识作用下，睡眠中出现了一些与性有关的梦境，终至导致梦中射精，这便是所谓的梦遗。"

"男子第一次梦遗"和"女子第一次月经"被认为进入青春期的标志。就连曹雪芹在《红楼梦》中也花了篇幅描写贾宝玉初次梦遗：

> 警幻见宝玉甚无趣味，因叹："痴儿竟尚未悟！"那宝玉忙止歌姬不必再唱，自觉朦胧恍惚，告醉求卧。警幻便命撤去残席，送宝玉至一香闺绣阁之中，其间铺陈之盛，乃素所未见之物。更可骇者，早有一位女子在内，其鲜艳妩媚，有似乎宝钗，风流袅娜，则又如黛玉。正不知何意，忽警幻道："尘世中多少富贵之家，那些绿窗风月，绣阁烟霞，皆被淫污纨绔与那些流荡女子悉皆玷辱。更可恨者，自古来多少轻薄浪子，皆以'好色不淫'为饰，又以'情而不淫'作案，此皆饰非掩丑

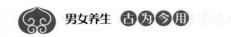

之语也。好色即淫，知情更淫。是以巫山之会，云雨之欢，皆
由既悦其色，复恋其情所致也。吾所爱汝者，乃天下古今第一
淫人也。"

……

那宝玉恍恍惚惚，依警幻所嘱之言，未免有儿女之事，难
以尽述……

彼时宝玉迷迷惑惑，若有所失，遂起身解怀整衣。袭人过
来给他系裤带时，刚伸手至大腿处，只觉冰冷黏湿的一片，吓
得忙褪回手来，问："是怎么了？"宝玉红了脸，把他的手一
捻。袭人本是个聪明女子，年纪又比宝玉大两岁，近来也渐省
人事。今见宝玉如此光景，心中便觉察了一半，不觉把个粉脸
羞得飞红，遂不好再问。

由此可见，梦遗不仅是男子"长大了""进入青春期"的一个信
号，也是成熟男子的一种生理反应，是件好事，不必烦恼。当遇到梦遗
状况，首先确定非疾病引起；其次注意睡前不要观看刺激性图文；也不
要进行性幻想；被子不要太重、内裤不要太紧，以防睡梦中对阴茎有所
刺激。如果已经婚配，以合理的性生活缓解梦遗。

2. 滑精需谨慎

"滑精"过频，伴有不适症状，中医认为是肾虚的表现。隋代名
医巢元方在《诸病源候论·虚劳失精候》中写道："肾气虚损，不能藏
精，故精漏失……"明代医者张介宾则从"心肾相交"的理论出发，认
为"滑精"不仅是因为肾虚，还因心火太盛（性欲过强）。在著作《宜

麟策》中写道："盖遗精之始，无不病由乎心，正以心为君火，肾为相火，心有所动，肾必应之。故凡以少年多欲之人，或心有妄思，或外有妄遇，以致君火摇于上，相火炽于下，则水不能藏，而精髓以泄……盖精之藏，虽制在肾，而精之主宰则在心……"因此，张介宾推荐以"苓术菟丝丸、小菟丝子丸、金所思仙丹"等药剂，清心去火，固肾保精。

"滑精"比"早泄"更加让人困扰。笔者收录了中国近代著名道家学者陈撄宁的一套专门锻炼腰肾和精窍的功法，对患有"遗精（滑精）"者有所助益。

预备动作：坐于床上，面向床低处，背向床高处；双腿向前平伸勿屈，脚尖朝天；自腰以上，身体挺直，两掌搭于两膝盖骨。

动作一：两手握拳，将两拳缩回，紧贴于左右肋下，肘尖尽量伸向后方；

动作二：再将两拳分开，掌心朝天，由两耳旁向上直托，似举重物，两臂伸直勿屈，使两手背覆盖头顶，两眼仰观两手背。

动作三：再低头弯腰，同时将两臂向上伸直的姿势改为向下向前直伸，使手指碰到脚趾尖，再回复到身体正坐、两手搭膝的原状。

晨起与睡前各做一组（十次），待动作熟练且感到轻松后可以适当增加次数。

综上所述，精液对男子而言是非常宝贵的，无论是"梦遗"还是"滑精"都要善待。

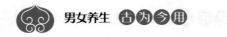

小贴士：

光绪皇帝遗精病药方

晚清年间，光绪皇帝因为戊戌变法之事日益操劳，加上后宫嫔妃众多，"内忧外患"之下便患上了遗精症。据光绪三十三年自书起居注称：遗精之病二十余年，前数年每月必发数十次，近数年月不过二三次，且有自遗泄之时。皇帝有此疾病，太医院必然精心辨证，广取良方。

首先，因光绪遗精主要因心神过劳，暗及于肾，便《和剂局方》妙香散加减方为主，配合丸药服用；方剂含：东洋参、生黄芪、茯苓、远志、杜仲、怀山药、芡实、辰砂等，疗效较佳。

其次，光绪婚前便有遗精症，应是年少时纵欲过度，肾不藏精，肾阴虚弱所致，便以"六味地黄丸"为辅助，滋阴补肾，固涩肾精。

最后，光绪患有遗精滑泄多年，后期疼痛加剧，其《起居注》中有"时有滑泄，下部潮冷"等记载。故而诊断为阴阳两虚，便以"金锁固精丸"等固精方剂巩固病情。

外治法

1.五倍子穴位贴敷：五倍子15g研细末，用醋调匀后敷脐或敷于四满穴。2～3天换药一次，连用10天。适用于各种遗精。

2.湿热内蕴者：上方加茯苓粉、生草薢粉各2g，用法同上。

食疗

1.《本草纲目》中的芡实粳米粥：芡实粉60g，粳米150g。将芡实粉与粳米加水适量煮成粥，随意服食，适用于脾虚精关不固之遗精。

2.《男科病》中的苦瓜灯心煎：鲜苦瓜250g，灯心草5扎，陈皮3g，煎水代茶饮。有清热利湿之功，适用于湿热下注之遗精。

五　血精——房室勿伤身

血精，又称"精血症"，指男子精液中夹杂血液，肉眼可见。男子的精液呈乳白色、灰白色或淡黄色，当患有精囊炎或前列腺炎时可出现血精，也有生理性因素所致，慢性精囊炎较多见，属中医之热淋、血淋范畴。血精一词首见于隋代巢元方《诸病源候论·虚劳精血出候》，宋代以后很少提及，多以"赤浊"代之。如元代朱震亨《丹溪心法》的"赤白浊"，明代皇甫中《名医指掌》和李中梓《医宗必读》中的"赤白二浊"，其中"赤浊"用"所泄半精半血"和"精血杂出"来描述。

生理性血精大致分两种情况，一是年少纵欲。明代医家李中梓在《医宗必读》中写道："少年天癸未至，强力行房，所泄半精半血；少年施泄无度，亦多精血杂出。"在中国古代，男女成婚较早，男子

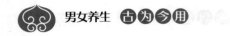

十五、六，女子十二、三屡见不鲜。二者身体发育并未完全成熟，不知房室养生之道，痴迷于两性之乐，交合频繁，时间一久男子则容易生殖腺过度充血水肿，毛细血管破裂导致血精。此外，古代很多皇帝都在未成年时即位，皇室更加注重传宗接代，虽未成年，却必须"御数女，续龙脉"，造成血精者甚多。其二，肾脏劳损。隋代名医巢元方曾在《诸病源候论》中写道："虚劳精血出候，次劳伤肾气故也。"中医认为"肾是先天之本""肾为藏精之所"，无论是劳作还是房室，亦或是其他脏腑疾病导致肾脏劳损，都可能会引起血精。

病理性血精大致可分为四种情况。其一，下焦湿热，即湿热之邪积于下焦，注入精室，损伤气血脉络导致血精；表征为精色鲜红，排精灼痛，小便赤黄，脘腹胀满或大便黏滞；应以"清理下焦湿热"，用龙胆泻肝汤为主。其二，阴虚火旺，即肾阴亏虚，水火失济，迫血妄行所致；表征为阴茎肿坠疼痛，心烦失眠，舌红少苔；应以"滋阴降火"，用知柏地黄丸合二至丸。其三，瘀血阻滞，即因（内）外伤，损及气血脉络，瘀血留于精室所致；表征为精液有暗色血块，睾丸、阴茎疼痛，小便涩痛；应以"活血化瘀"，用桃红四物汤合失笑散。其四，气不摄血，即体内气血不和，甚至气血相冲，导致血溢于脉络之外，从而导致血精，表现为精液淡红、精神不济、食少胀腹、性欲低下等，应以"补肾健脾"，用补中益气丸合右归丸为施治方向。

当发现精液中带血千万不要惊慌，首先要暂停房室活动，及时就医，尽快确定病因，以便于辨证施治，切勿忧虑或再贪图房室之乐。需要注意的是，血精病症需与血淋、血尿病症相区别。平常生活要有规律，养成良好的起居习惯，注意合理膳食，不要过食肥甘厚味、辛辣刺激之品，保持心情舒畅，减少会阴区挤压，性生活适度。

小贴士：

治疗血精药方两剂

1.桃红四物汤（出自《医宗金鉴》）

药方：桃仁10g，红花9g，当归12g，芍药12g，生地15g，川芎9g。

用法：以水煎服。

功效：活血化瘀，调气补血。

主治："瘀血阻滞"型血精。

2.羊肉山药粥（出自《饮膳正要》）

药方：羊肉500g，山药500g，稻米250g。

用法：羊肉煮熟，山药煮烂捣泥，以肉汤煮米粥，均可食用。

功效：益气补血。

主治："气不摄血"型血精。

六 泄精次数——年龄做参考

随着年龄的增长，人体的机能开始慢慢衰老，表现最明显是性功能的减退。对于男性而言，在房室活动中，20岁左右精力充沛"不知道

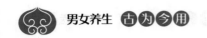

累"，30岁左右仍然精力旺盛，可是到了40岁后明显感觉力不从心，50岁后房室次数骤然减少，年过60几乎不再主动房室……七八十岁更是上面有想法下面没办法，民间还有70不留宿80不留饭之说，就别说房室之事了。男性出现的"精力不济"，指"精元"与"体力"的双重不足，日常的滋补、运动、"惜精"很重要，不至于以后出现"精亏"的状况，这与道家"节欲保精"的理念相契合。

《素女经》中便有这样一段描述：黄帝问曰："道要不欲失精，宜爱液者也，即欲求子，何可得写（泄）？"

> 素女曰："人有强弱，年有老壮，各随其气力，不欲强快，强快即有损。故男年十五，盛者可一日再施，瘦者可一日一施；年廿，盛者日再施，羸者可一日一施；年卅，盛者可一日一施，劣者二日一施；卌，盛者三日一施，虚者四日一施；五十，盛者可五日一施，虚者可十日一施；六十，盛者十一日一施，虚者二十日一施；七十，盛者可卅日一施，虚者不写（泄）。"

大意为，黄帝问素女：房室之道在于爱惜精液，但想求子，还要泄精，这该如何平衡？素女回答：人的身体有强壮和老弱之分，每个人都想得到房室的乐趣，但不应过于贪图，否则便会损害身体。所以，男子十五岁后，身强者一日可泄两次，体弱者一日一次；二十岁后，身强者一日两次，体弱者一日一次；三十岁后，身强者一日一次，体弱者两日一次；四十岁后，身强者三日一次，体弱者四日一次；五十岁后，身强者五日一次，体弱者十日一次；六十岁后，身强者十一日一次，体弱者二十日一次；七十岁后，身强者三十日一次，体弱者不可泄。当然，体质强健或性功能保养良好者可另做参考。东南大学附属中大医院男科门诊，还有90岁老人看阳痿、不能勃起病症，说明八九十岁保持性活力是可以做到的。笔者的师叔是一位著名中医，年过七十还"每周一歌"，可见其性功能养护极好。

在《玉房秘诀》中，也有一段相似的记载："人年廿者，四日一泄，年三十者，八日一泄；年四十者，十六日一泄；年五十者，二十一日一泄；年六十者，毕，闭精勿复泄也。若体力犹壮者，一月一泄。凡人气力，自相有强盛过人，亦不可抑忍，久而不泄，至生痈疽。若年过六十，而有数旬不得交接，意中平平者，可闭精勿泄也。"（宋版《千金要方》记录此文仍出于《素女经》，然与前文相矛盾，故不采纳其出自《玉房秘诀》的说法）

其大意为：男子二十岁，四日一次；三十岁，八日一次；四十岁，十六日一次；五十岁，二十一日一次；六十岁可考虑不再泄精，若体力强盛，一月一次也无妨。若确有精力强于他人者，也不可强行抑制，否则长久不泄会内生毒疮，现在多指前列腺炎。若年过六十，数十日不泄也没有性欲冲动者，则可以不再泄精了。

《素女经》和《玉房秘诀》中关于男子泄精次数的论述虽然不尽相同，但均以年龄作为参考标准，且随着年龄增长，泄精频率逐渐降低。现代学者认为，古代性学经典的相关数据，是以古人体质而论，经过千年的发展，今人体质有所不同，无论是《素女经》《玉房秘诀》还是其他经典，只作为参考，具体的泄精次数，因人而异，因时而异。

《彭祖经》中便有如此一段：采女曰："男之盛衰，何以为候？"

> 彭祖曰："伤盛得气，则玉茎当热，阳精浓而凝也。其衰有五：一曰精泄而出，则气伤也；二精清而少，此肉伤也；三曰精变而臭，此筋伤也；四曰精出不射，此骨伤也；五曰阳衰

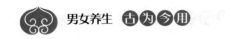

不起，此体伤也。凡此众伤，皆由不徐交接，而卒暴施泻之所致也。治之法：但御而不施，不过百日，气力必致百倍。"

其大意为，采女问：男子精力的强盛与衰弱，有什么表征吗？彭祖回答：男子精神饱满，精元充足时，（房室时）阳具发热，精液浓郁。若衰退则会陆续出现五个表征，其一是泄精后精神萎靡，即损伤元气；二是精液稀薄，即损伤肌肉；三是精液变臭，即损伤筋脉；四是精液射不出来，即损伤根骨；五是连勃起都无法做到，即严重损伤身体。这些损伤，大多是因为房室频繁且仓促，从而急于泄精导致，只要坚持"交而不泄"（暂停房室），用不了一百天便可恢复。

男性精液的质量，年轻时分泌量大，到了年老的时候就会精液亏少，甚至射不出精来，正所谓年轻时激情四射，年老时流精岁月。《彭祖经》中以精液质量判断男子的精力是否充足，身体状况是否适合房室，再间接判断男子是否控制泄精次数，这一理论同样适用于现代男性。因此。男性可以"年龄"作为泄精的大致参考，以"精液质量"作为判断，来调整泄精次数，还是有一定的道理。

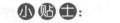

"9的倍数"性爱公式

国外性学专家提出的适用于20岁以上的性爱公式（即"性爱频率=年龄的首位数×9"）（20岁至29岁的人）性爱公式为2×9=18，18可以看成是10和8的组合，为10天内过8次性生活；（30至39岁的人）公式为3×9=27，适合在20天内过7次……以此类推。由于历史的发展与社会进步，当代人的身体机能也随着不断进化与古人有所差异，因此古籍中的性爱频率和时下"9的倍数"性爱公式，可以同时作为借鉴与参考。

《十问》最早记载性器官衰退最快

男性七八十岁能爬楼，但五六十岁不一定能行房；女性五六十岁能看孩子，但四五十岁不一定能生孩子，现代医学已经表明性与生殖系统是衰退最快的器官。

《十问》尧问舜之接阴治气之道，尧问于舜曰："天下孰最贵？"舜曰："生最贵。"尧曰："治生奈何？"舜曰："审乎阴阳。"尧曰："人有九窍十二节，皆设而居，何故而阴与人俱生而先身去？"舜曰："饮食弗以，谋虑弗使，讳其名而匿其体，其使甚多而无宽礼，故与身俱生而先身死。"尧曰："治之奈何？"舜曰："必爱而喜之，教而谋之，饮而食之，使其题领坚强而缓事之，必盬之而勿予，必乐矣而勿写（泄），材将积，气将储，行年百岁，贤于往者，舜之接阴治气之道。"

本段内容大意是讨论了人的性器官与其他器官同时生成，而性机能却比其他器官先衰的问题，尧问："人身有九窍、十二节，均安排在一定部位，为什么生殖器与人体其他器官同时生成，而比其他器官先衰呢？"舜说："饮食不用生殖器官，思考问题也用不着它，人们忌讳直呼其名且它隐藏在人体的下部，但两性交合使用它太多，而又不加节制和约束，所以它虽然与人体其他器官同时生成，却要比其他器官要先丧失功能。"认为其根本原因就在于房事太多，没有节制和约束。文中还提出了治理的办法：要爱护性器官，掌握性保健的方法，

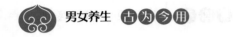
注意饮食滋补，反复强调要节制和约束性生活，爱惜精液，在房事生活中做到"乐而不泄"使精积气蓄。这样，便可防止性功能的早衰，可以使人长寿。

七　交而不泄——养生有妙用

　　道家房室养生理念的主旨是"节欲保精"，经典中常有"交而不泄"的说法。例如，马王堆帛书《天下至道谈》中便有"凡彼治身，务在积精""至精将失，吾奚以止之"等记载，提出了男性"精"对身体的意义，还说明了交而不泄的重要性。另一马王堆帛书《十问》中也写道："必乐而勿泻，材将积，气将储，行年百岁，贤于往昔。"直接提出了男子在房室中"交而不泄"有助于延年益寿的说法。此外，一代名医陶弘景更在《养性延命录》中写道："凡养生在于受精。若能一月再施精，一岁二十四气施精，皆得寿百二十岁……"其相通记载，不胜枚举。

　　在相关论述中，比较详细的属《素女经》中关于"十动"的解析：黄帝曰："愿闻动而不施，其效何如？"

　　素女曰："一动不泻，则气力强；再动不泻，耳目聪明；

三动不泻，众病消亡；四动不泻，五神咸安；五动不泻，腰背坚强；七动不泻，尻股益力；八动不泻，身体生光；九动不泻，寿命未央；十动不泻，通于神明。"

大意为，黄帝问：若能在想要射精时加以控制，交而不泄，对身体有什么好处呢？素女回答：相交一合不泄，血气旺盛，身强力壮；二合不泄，听觉灵敏，眼睛明亮；三合不泄，则双方百病消亡；四合不泄，五脏健全，没有病症；五合不泄，血气充足，筋络通畅；六合不泄，肾功良好，身体强健；七合不泄，臀部与大腿更有力量；八合不泄，肌肤、毛发更有光泽；九合不泄，延年益寿，增强生命力；十合不泄，可与天地相通，妙处无穷。

古人对"交而不泄"的房室养生法认同度比较高，需要着重强调的是，此法并非强忍不泄，也绝非始终不泄，而是练习自控能力，达到延长房室时间，尽享男女之欢的效果，而不是随意泄精，这也符合现代人类性学反应周期。如此才能完成"性欲、兴奋、平台期、高潮、消退和满足"六个期的过程，否则就会在任何一个环节"熄火"，导致男性不尽兴，尤其是女性不满足。

传统医学认为，人体"精气神"彼此相融，"气血精"互为一体，房室泄精时确会损失元精，流失元气，所以道家便有了"胎息法""吐纳法"等以气保精的功法，防止男子随意浪费精液。例如，《玉房指要》中提倡以"腹式呼吸"控制泄精：男子在有射精冲动时，用阴茎抵住女子阴沟，暂停抽动，吐出一大口气息，然后紧咬牙关，做几次腹式呼吸；同时左右顾盼，分散精力，待射精冲动稍缓，可慢慢抽出阴茎，深吸一大口气，再咬紧牙关，做几次腹式呼吸；以耳中有风声（双耳与肾脏关联）为宜，此时兴奋度降低，阴茎依然处于勃起状态，可再次进

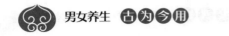

行交合。这要1955年美国泌尿科医师西曼斯（Semans）介绍的"停止—开始"法如出一辙。

"交而不泄"特别是"十动"，应从积极健康的方面去理解。首先是防止早泄。无论是道家以气驭精，或强健体魄（提肛运动等）提高性功能，还是房室过程中分散注意力，缓解性冲动及过早泄精，充分享受房室快乐等，凡是以健康的方式延长男子房室活动时间的方法都值得提倡。其次获得性满足。若男子能够较好地控制射精时间，运用自如，双方获得满足，更容易形成良性健康的房室频率，有益身心健康。最后是自制自律，抵制不良欲望。性欲是原始本能的欲望之一，难以克制，当男子能做到"交而不泄"，不仅会减少自慰的现象，也容易抵制其他不良欲望。

简而言之，"交而不泄"是性交过程中的一种把控力，绝非抑制射精、忍精不射就结束房室，而是强调"精"的珍贵，是"节欲保精"的升华。是男女享受性反应周期的过程，达到高潮双方充分满足，方才射精。

射精迟缓和不射精症

射精迟缓是指患者有正常的性欲与勃起功能，但射精困难，时间太长，难以达到性高潮或根本无高潮，它分为原发性和继发性。这个病症较少见，约占射精障碍的4%。

不射精症，通常是指男性有性欲有勃起，但在房室性交过程中没有射精活动，也无性欲高潮的男性性功能障碍性疾病。不射精症是一种常见病，主要病因与精神心理、神经、内分泌、血管、药物等因素有关。可导致不育、性交心理障碍等。目前主要通过性教育和性咨询、性感集中训练、震动电刺激诱导射精等方式治疗，同时辅助药物治疗。中医无此名，历代少有论述，《诸病源候论》中说"泄精，精不射出，但聚于阴头，亦无子。"辨证施治为肝郁气滞证可用舒肝达郁汤加减、心脾两虚证可用归脾汤加减、湿热下注证可用四妙丸加味、阴虚火旺证可用知柏地黄汤加减、命门火衰证可用庆云散加味、瘀血阻窍证可用桃红四物汤合四逆散加味。

笔者案例

2016年笔者在上海参加婚姻治疗论坛，演讲的题目是"房室养生学在婚姻性治疗的应用"。其中分享了《素女经》的"十动"，一动代表来回抽动10次，二动就是20次，三动30次……以此类推，十动下来就是550次。此期间可用采用九浅一深或八浅二深，随机应变，有射精的感觉可用停停动动、运用呼吸、东张西望分散精力，平常如果3～5分钟，如果双方配合，耐心练习，多数翻倍延长行房时间。大约50%的夫妇3个月后能完成"十动"，时间在一刻钟以上。申女士本身就是婚姻健康指导师，她结婚10年，夫妻生活停留在5分钟左右，总是在要达到高潮前了事。听完课第二天一早，申女士拉着笔者的手哽咽着说，他们完成了八动，达到了10分钟，第一次尝到了做女人的甜头。

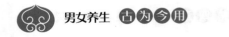

八　不以"长短大小"论英雄

　　美丽的容颜，性感的身材，会给多数女性带来优越感和自信心，而男性对于外貌，往往在意是生殖器的尺寸大小。在《金瓶梅》中，有一段在青楼小解的情节，西门庆看到旁边人的阴茎又短又小，便以"蟒蛇见蚯蚓"之言嘲笑；《肉蒲团》中，未央生起初因自己阴茎短小，在极乐宫中畏畏缩缩，而后换了阴茎，便意气风发、耀武扬威。性文学作品中常以夸张手法，描写男子阴茎强大，女性身材火爆，以此来满足读者性幻想。日本的《浮世绘》在绘画男女生殖器时栩栩如生，便采用夸张手法。而在实际的房室活动中，男性阴茎的长短大小并非起决定性因素。

　　明代《素女妙论》中，有一段关于男性阴茎长短大小的问答，值得借鉴：

　　　　帝问曰："男子宝物，有大小长短硬软之别者，何也？"

　　　　素女答曰："赋形不同，各如人面，其大小长短硬软之别，共在禀赋，故人短而物雄，人壮而物短，瘦弱而肥硬，胖大而软缩。或有专车者，有抱负者，有肉怒筋胀者，而无害交会之要也。"

　　大意为，黄帝问：男子阴茎有大小、长短、软硬的区别，这是为什么？素女回答：禀赋导致外形不同，正如人脸相各有不同。大小、长短、软硬也都与天赋有关，有些人长得矮小，但阴茎很大；有些人外表强壮，但阴茎短小；有些人瘦弱，但阴茎肥硬；有些人体胖，但阴茎软缩。或者有骨节样式，或有前后相连，或有勃起时青筋暴起，都对交合没有太大影响。

男子阴茎确实有长短、大小、软硬之分，这些与男子外貌是无关的，而且都不是影响性交的主要因素。

帝问曰："郎中有大小长短硬软之不同，而取交接快美之道，亦不同乎？"

素女答曰："赋形不同，大小长短异形者，外观也；取交接快美者，内情也。先以爱敬系之，以真情按之，何论大小长短哉！"

大意为，黄帝问：既然有大小长短软硬的区别，那性交之时，女子快感岂不是也有不同？素女回答：大小长短形状各异，主要是外观；交合能带给女子快感，是由很多因素组成的，不仅是只取决于阴茎大小。以真爱互敬，以深情交合，大小长短与这些相比其实没那么重要。

两个人互相爱慕，真情投入，才是交合快感的首要因素。如果女子根本不爱男子，交合时无法投入，那么男子阴茎再强，对女子也是一种折磨。

帝问曰："硬软亦有别乎？"

素女答曰："长大而萎软，不及短小而坚硬也；坚硬而粗暴，不如软弱而温藉也。能得中庸者，可谓尽美尽善焉矣。"

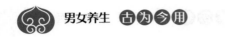

大意为，黄帝问：阴茎软硬有区别吗？素女回答：大而萎软不如小而坚硬；坚硬粗暴，不如软韧温和；能软硬适中，当然是最好。

帝问曰："方外之士，能用药物，短小者令其长大，软弱者令其坚硬，恐遗后患乎？将有补导之益乎？"

素女答曰："两情相合，气运贯通，则短小者自长大，软弱者自坚硬也。有道之士能之，故御百女而不痿。得修养之术，则以阴助阳，呼吸吐纳，借水救火，固济真宝，终夜不泄，久久行之，则益寿除疾。若用五石壮阳之药，腽肭增火之剂，虚炎独烧，真阳涸渴，其害不少。"

大意为，黄帝问：方士有助性药物，让阴茎变大变硬，是否会留下隐患，又有什么能带来真正的补益呢？素女回答：两情相悦，情投意合，阴茎自然会变大变硬；善于房中术的人，自然可以在房室活动中游刃有余，雄风持久；若靠药物壮阳，必然会对身体有所损害。

真情投入，才是让阴茎勃起的最佳方法，此外学习正确的房中之术，能更好地提高房室质量；若只是靠药物来满足性欲，必然伤身减寿。

帝问曰："有修养之术者，亦不禁乎？"

素女答曰："气运巡环，临事而合，应时而止，只量力而施，其余勉强迷惑，则修养之士亦至枯败焉。服药三朝，不如独宿一宵，前哲之诫也。"

大意为，黄帝问：若修炼房中之术，是否就可以随意房室？素女回答：房室活动依然要量力而行，否则即使修炼了房中术，身体也受不了；若力不从心，吃三天药，也不如独睡一夜，古人教诲诚不我欺。

性能力再强，房中术再厉害，依然要注意节欲保精，男子睡好觉是恢复性功能最好的方法。

不得不承认，男性阴茎的大小、长短、软硬，确实与房室活动的质量有一定关系，但其绝非关键因素，不过要在正常的范围。盲目地"生殖器崇拜"，追求粗、大、长、硬，甚至购买增粗增大药物，练习不科学的功法，就会适得其反，影响心身健康及两性关系。可以将更多精力提高身体素质，学习房中技巧，培养夫妻感情，让房室活动的质量更上一层楼。

小贴士：

阴茎的标准

男人的阴茎大小，应通过测量长度、周径和阴茎牵长来判断。有对2411名16～40岁的正常男性阴茎经过研究测量统计，阴茎的正常值周径6.9～9.4cm，长度5.4～9.5cm，拉长11.0～15.7cm，勃起长度10.9～15.3cm，勃起周径9.0～12.5cm。在上述数字范围内的阴茎，都是正常的。阴茎的大小与年龄、地区、身高、体重、胖瘦及种族有一定的关系。人有高矮胖瘦，阴茎大小自然也有个体差异。尤其是在疲软的情况下差异就更大。

男性的特发性青春期延迟、性早熟，还有成人后患有缩阳症应及早发现治疗。

第五章

阴阳交合 鱼水之欢

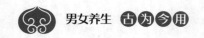

一 善用"九法"，颠鸾倒凤无难事

房室活动中，如果夫妻之间长期一种姿势，"性趣"便会慢慢减退，如同"例行公事"，索然无味。倘若二人不断创新体位，花样百出进行交媾，不仅有助于床笫情趣，增进彼此感情，而且有利于延长房室时间，提高房室质量。《素女经》中，黄帝询问素女："所说九法，未闻其法，愿为陈之，以开其意，藏之石室，行其法式。"意思是房室的（基本）姿势有九种，希望能一一说明，以便记录收藏，加以演练。房室姿势千变万化，而素女经中的"九法"堪称是"总纲"，灵活掌握定能颠鸾倒凤，受用无穷。

姿势一：龙翻

素女曰：龙翻，男女正偃卧向上，股隐于床，女攀其阴，以受玉茎。刺其谷实，又攻其上，疏缓动摇，八浅二深，死往生返，势壮且强，女则烦悦，其乐如倡，致自闭固，百病消亡。

龙翻是房室活动中最常用的体位，适合所有夫妻。交媾时，男子以膝盖和双手支撑身体，侧面体态如龙，而腰部带动身体上下翻涌，故名"龙翻"；而女子仰卧，承受着男子"居高临下的侵犯"，有一种被征服的快感。"龙翻"不仅是中国传统房室养生中的首推体位，也是各国最基本的传统姿势，西方性学者称之为"爱神正看式"，由此可见其广泛性。

姿势二：虎步

虎步，令女俯尻仰首伏，男跪其后，抱其腹，乃内阴茎刺其中极，务令深密，进退相薄，行五八之术，其度自得，女阴闭张，精液外溢，毕而休息，百病不发，男益盛。

虎步被誉为"最原始的体位"，自然界中大部分哺乳动物发情时，都是雄性走到雌性背后，将阴茎送入其体内完成性交。男子如猛虎蹲踞其后，虎视眈眈，势如猛虎，故名"虎步"；而女子背对男子，不知后方以何种力度，何种节奏融入自己，反而有一种未知的快感。书中所言"行五八之术，其度自得"，这一动作解放了男性的双手，既可以抱握腰肢大力抽送，又可以抚摸女性乳房，增加对女性G点、A点、U点刺激。

姿势三：猿搏

猿搏，令女偃卧，男担其股，膝还过胸，尻背俱举，乃内玉茎，刺其臭鼠，女还动摇，精液如雨，男深案之，极壮且怒，女快乃止，百病自愈。

猿搏以"男子肩扛女子双腿"为特色，姿态犹如两只猿猴嬉戏，其中一只抓起对方双足欲将其掀翻，故而得名。这一体位能将女子阴部抬高，突出显露于外，针对女子天生阴户位置较低，或者男子阴茎短

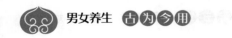
小，特别是大腹便便的，做爱时容易滑出体外的情况，可作为非常好的弥补。

古代女子小脚受到男性格外喜爱，"三寸金莲"多为满足男子的癖好，所以"猿搏"体位在古代颇受欢迎，男子把玩女子小脚后性欲大增，甚至"亲吻吮吸"后，直接将其放在肩膀上，便开始进行房室。

姿势四：蝉附

蝉附。令女伏卧，直伸其躯，男伏其后，深内玉茎，小举其尻，以扣其赤珠，行六九之数，女烦精流，阴里动急，外为开舒，女快乃止，七伤自除。

蝉附姿势中，女子面向下俯卧，双腿微合，男子趴伏在女子身上，以双肘、双膝支撑，让双方肌肤相亲的同时却不会压到女子，犹如雄蝉附在雌蝉身上，故而得名。白行简《天地阴阳交合欢大乐赋》中曾有载，唐皇在房室活动中喜欢被动，但又不愿减少男子气概，所以特别喜欢"蝉附"，看似男子在上，却是女子主动。

姿势五：龟腾

龟腾。令女正卧，屈其两膝，男乃推之，其足至乳，深内玉茎，刺婴女，深浅以度，令中其实，女则感悦，躯自摇举，精液流溢，乃深极内，女快乃止，行之勿失，精力百倍。

龟腾姿势中，女子之状犹如仰面乌龟。龟腾时，由于女子双腿提高，屁股也自然升高，男子阴茎可以充分插入，是夫妻房室中较为激烈的一种体位。

姿势六：凤翔

　　凤翔。令女正卧，自举其脚，男跪其股间，两手处席，深内玉茎，刺其昆石，坚热内牵，令女动作，行三八之数，尻急相薄，女阴开舒，自吐精液，女快乃止，百病消灭。

　　凤翔姿势中，女子仰面正躺，双腿弯曲打开，男子俯在女子双腿之间，以膝盖、双肘支撑，将阴茎深深送入，待最为膨胀坚硬（即将射精）时，让女子（凰）主动迎合，刺激射精。《左传》中有"凤凰于飞"的句子，形容夫妻婚姻甜蜜，生活美满。"凤"是雄性，"凰"是雌性，"凤翔"体位的精华之处，在于最后环节女子变被动为主动，让两者共赴云霄。

姿势七：兔吮毫

　　兔吮毫。男正卧，直伸脚，女跨其上，膝在外边，背身向足，处席俯头，乃内玉茎，刺其琴弦，女快，精液流出如泉，欣喜和乐，动其神形，女快乃止，百病不生。

　　兔吮毫姿势中，女子低头扭动身姿，宛如一只温柔的玉兔正在吮舐自己的绒毛，故而得名。这一体位形成时，女子可以主动上下或左右摇摆臀部，控制男子阴茎在体内钻突，寻找敏感点，让自己迅速达到高潮；而男子只需双手扶住女子腰肢，或紧抓女子臀部，帮助其身体运动。一般来说，女子柔弱，所以这一体位女子会像小白兔一样温柔谨慎，让彼此都得到快感，但当女子快要达到高潮时，可能会忘乎所以地奋力索取，此时男子需注意激烈程度，以保证彼此安全。

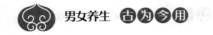
姿势八：鱼接鳞

鱼接鳞。男正偃卧，女跨其上，两股向前，安徐内之，微入便止，缠授勿深，如儿含乳，使女独摇，务令持久，女快男退，治诸结聚。

鱼接鳞姿势中，女子以私处为口，浅含男子阴茎龟头，如幼儿吮吸乳头，很像鱼儿在水中交合，既想要，又谨慎，稍一接触便分开，颇有挑逗之意，故而得名。这一体位依然是女子主动发起攻势，很容易拥有性爱主宰权的位置上获得兴奋，提升性欲和快感。

姿势九：鹤交颈

鹤交颈。男正箕座，女跨其股，手抱男颈，内玉茎，刺麦齿，中其实，男抱女尻，助其摇举，女自感快，精液流溢，女快乃止，七伤自愈。

鹤交颈姿势中，通常男子是坐在凳子上，而女子面对男子跨坐其上，交媾之时彼此可以相拥相吻，仿佛仙鹤交颈，故而得名。这一体位已经离开了牙床，在古代较为封建的思想中，房室的位置更换，也可看作对性爱认知的一种超脱。

《素女经》中所提及的九法，多以动物相关而命名，用词文雅，是道家"师法自然"的一种表现。素女在教授完黄帝九法之后，还有"诸法各有特色，但皆谓可养生，强身健体"结语，而九法细则中也不乏"精力百倍、百病销灭、百病不生、七伤自愈"等言论，可见古人对"灵活房室，可以养生"观念的认同。

小贴士：

三寸金莲

缠足即裹脚，是中国古代特有的传统陋习，最早出现在宋代，女孩子一般五六岁开始缠足，"金莲一双，眼泪一缸"，凄惨之痛，可想而知，是人工营造出的畸形"女性美"。由于女子被裹起的双脚非常娇小，称之为"三寸金莲"。女子之所以被要求裹脚，实则是满足男人的癖好。

其一，古代男人多有恋足癖，《射雕英雄传》中，杨康便与欧阳克坦言自己喜欢脚小的女人。

其二，女子脚小，走起路来身姿摇摆，忸怩作态，婀娜多姿，满足了大部分男性对女子体态的观赏及性幻想。缠足似乎还有另一个目的，脚小不便于行走，就可以防止"红杏出墙"。就如同中世纪的欧洲男人为女人制作了贞操带。

其三，满足男性另类性交的癖好，是女人除阴部、乳房外的第三"性器官"。女子双脚如并蒂莲，莲心之处恰好可以放入阴茎，作为脚交之用。在《金瓶梅》中就有"罗袜一弯，金莲三寸，是砌坑时破土的锹锄"之类的说法。有人说缠足是为了使女人在行走时必须绷紧大腿根部的肌肉，练习了现代医学所说的PC肌，于是保持阴道的紧窄，从而让男人获得更大性快感。

缠足还形成一种习俗，如赛足会，在农历六月初六这天，向人们展示自己的小脚，以博得好评为荣。四川地区妇女缠足盛行。

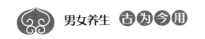

二 通晓"七损八益"，掌握房室法度

七损八益，是中国历代医家研究房室养生的一项重点课题，分别出现在《天下至道谈》《黄帝内经》《玉房秘诀》三部医学经典中。历代学者各执己见，很大一部分原因，是由于在1973年长沙马王堆汉墓出土《天下至道谈》之前，业内外公认"七损八益"出自《黄帝内经》。然而，字字珠玑的《黄帝内经》却未做详述，于是后代医家与房室学家多根据自身学识及前贤批注来理解"七损八益"，观点良莠不齐。此外，《玉房秘诀》将其定义为可以通过性交的体位与动作，从而达到有益身体，防止身损的养生要诀，此理论或因较为系统，一度被崇尚"房事修仙"之众所青睐，但随着时代进步与科学论证，拥趸者越来越少。

到底何为"七损八益"，我们不妨就回归这三部影响深远的古代经典，从中找寻答案。

《天下至道谈》中的"七损八益"

据史学家推断，《天下至道谈》成书于秦汉之际，至东汉时便已失传，所以在班固的《汉书·艺文志》中才没有记载。1973年，伴随深埋地下两千多年的马王堆汉墓出土，《天下至道谈》也为医学界解开了无数难题。

简书《天下至道谈》中认为，“七损八益”与人体精气有着密切相关，书中写道：

> 气有八益，又有七损。不能用八益去七损，则行年四十而阴气自半也；五十而起居衰，六十而耳目不聪明，七十下枯上脱，阴阳不用，涕泣留出。令之复壮有道，去七损以振其病，用八益以益其气，是故老者复壮，壮者不衰。君子居处安乐，饮食恣欲，皮奏曼密，气血充赢，身体轻利。疾使内，不能道，产病出汗喘息，中烦气乱；弗能治，产内热；饮药灼灸以致其气，服食以辅其外，强用之，不能道，产痤穜橐；气血充赢，九窍不通，上下不用，产痤疽。故善用八益、去七损，五病者不作。

其大意为：房室活动中，有八种有益精气，七种损害精气的做法，如果不能用“八益”去除“七损”，那么40岁身体机能就会减半，50岁日常起居能力也会衰弱，60岁视力、听力减退，70岁身体孱弱、精神萎靡，性功能退化，眼泪鼻涕无法自控。使身体恢复强壮的办法，便是祛除“七损”，救治病症；采用“八益”来调和精气，如此年老可以重回健壮，壮年不易衰老。懂得此道理的人，生活安乐，食欲健康，皮肤细腻，气血充沛，身体轻盈。而如果房事荒淫，不守法度，便容易生病，体虚盗汗，呼吸短促，心中烦闷，气息紊乱。若不及时治疗，易得内热之症；若采用服药、艾灸、食补等强行导行精气，仍无法疏通，则易得痤疖或阴囊肿胀之类的疾病；若气血充盈，但九窍不通，易四肢麻木，同样易得痤疖和痈疽之类的毛病，所以善于运用八益，除去七损，便可避免五虚疾病。

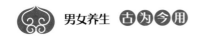

《天下至道谈》先谈八益，后谈七损（学者猜测，"八益七损"应为正确顺序，后世习惯将"七"放在"八"之前，以讹传讹，故成"七损八益"），并提倡用八益调和精气，避免七损。随后，明确阐述了何为"八益"，何为"七损"，不妨先分开来看。书中写道：

八益：一曰治气，二曰致沫，三曰知时，四曰畜气，五曰和沫，六曰窍气，七曰持赢，八曰定倾。

大意为，所谓八益：一是调治精气，二是产生津液，三是掌握时机，四是蓄养精气，五是调和阴液，六是聚集精气，七是保持气血盈满，八是防止阳痿。

那么，知道什么是"八益"后，具体该如何去做呢？书中继续写道：

治八益：旦起起坐，直脊，开尻，翕州，印（抑）下气，曰治气；饮食，垂尻，直脊，翕州，通气焉，曰治沫；先戏两乐，交欲为之，曰智（知）时；为之奚脊，盍州，抑下之，曰蓄气；为而物（勿）亟勿数，出入和洽，曰和沫；出卧，令人起之，怒择（释）之，曰窍气；几已，内脊，毋动，盍气，抑下之，静身须之，曰侍（待）赢；已而洒之，怒而舍之，曰定顷（倾），此胃（谓）八益。

大意为，修炼八益：清晨打坐，拉伸脊背，放松臀部，提收肛门，导气下行，便是治气；吞咽津液，垂直臀部，伸直脊骨，导气前阴，便是致沫；前戏充足，提升性欲，便是知时；性交之时，放松脊背，收缩肛门，导气下行，便是蓄气；性交之时，不急不躁，抽送舒缓，阴阳融洽，便是和沫；泄精之后，未萎之时，及时脱离，便是窍气；交合完毕，纳气于脊，勿自妄动，吸气缓神，导气下行，安静恢复，便是待赢；交合完毕，余精洒尽，清洗阴部，趁尚能勃起时坚定脱离，便是定倾。以上种种，就叫八益。

了解完如何操作能获得"八益"之后，再看《天下至道谈》中对七损的定义：

> 七损：一曰闭，二曰泄，三曰竭，四曰勿，五曰烦，六曰绝，七曰费。

大意为，所谓七损，一是精道闭塞，二是精气早泄，三是精气短竭，四是阳痿不举，五是心烦意乱，六是缺乏性欲，七是急成白费。

可以看出，与其说"七损"是怎么做，不如说是性交不当时出现的不良状态，书中随后也有解释：

> 七损：为之而疾痛，曰内闭；为之出汗，曰外泄；为之不已，曰竭；秦欲之而不能，曰怫；为之喘气息中乱，曰烦；弗欲强之，曰绝；为之秦疾，曰费，此谓七损。

大意为，七损：交合之时，男女私处疼痛，便是内闭；汗流不止，便是阳气外泄；没有节制，耗尽精气，便如竭泽而渔；男子阳痿，力不从心，便是怫；心神不定，气息紊乱，便是烦；没有性欲，强行交媾，汗泄气少，心热难耐，眼冒金星，如同身陷绝境；急于交合，只顾纵欲，不重心意，颓然费力，便是费。以上种种，便是七损。

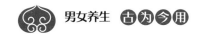

可见，《天下至道谈》中的"七损"多为不良状态，个别为"怎么做，而导致的不良反应"。书中紧跟着写道：

　　故善用八益，去七损，耳目聪明，身体轻利，阴气益强，
延年益寿，居处乐长。

大意为，善于用八益去除七损，便可耳聪目明，身体轻盈，性功不衰，益寿延年，生活幸福，安定长久。

综上所述，《天下至道谈》中的"七损八益"所讲的是房事活动中，以练气、御气的方法，进行八种有益健康的操作，以此来代替其中损害健康的操作，或者说避免七种损害健康的性交状态，以此来达到房室养生的目的。更难得的是，文中分别提出"前戏重要""女子性欲缓慢，不可用强""事后清洗"三大观点，可理解为"精神交流""尊重女性""房事卫生"的先驱，不禁让人感慨中国古代性学理论的发达。难怪无数人赞誉：《天下至道谈》重现之后，解惑了几千年的"七损八益"之谜。

《黄帝内经》中的"七损八益"

《黄帝内经》被业内奉为"医之始祖"，对中国传统医学的发展与考证意义极大，而且此书记载了许多关于房室养生的论述，所以在《天下至道谈》出土之前，业内外多认为"七损八益"出自《黄帝内经》，其《素问·阴阳应象大论》篇的第五章第四节写道：

帝曰：调此二者奈何？

岐伯曰：能知七损八益，则二者可调，不能用此，则早衰之节也。

大意为，黄帝问：（房事活动中）怎么调和精气与血气呢？岐伯回答说：懂得"七损八益"便可以调和，若不懂如何用八益去除七损，那么（房室活动）便成为精血早衰的关键。

首先，《黄帝内经》只有"七损八益"四字，而没有做出详细解释，译文中"用八益去除七损"也是在《天下至道谈》出土之后才这样解释，历代学者在注解这里的"七损八益"时，众说纷纭。其次，《黄帝内经》中的七损八益与《天下至道谈》中的"八益七损"，其意义应是一致的，因为《黄帝内经》虽未详解"七损八益"，但随后又这样一段论述：

岐伯曰：年四十，而阴气自半也，起居衰矣；年五十，体重，耳目不聪明矣；年六十，阴痿，气大衰，九窍不利，下虚上实，涕泣俱出矣。故曰："知之则强，不知则老。"

此段与前文《天下至道谈》中几乎如出一辙，也因此判断，两部经典所言"七损八益"应为同一含义。甚至，有部分学者猜测：《黄帝内经》或许是引用《天下至道谈》的内容，故而不做详解，但无人会想到《天下至道谈》会遗落古墓，这才有了两千多年的疑云。

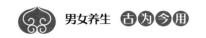

《玉房秘诀》中的"七损八益"

《玉房秘诀》最早见于《隋书·经籍志》，唐代流传广泛，多有补充；宋代却被列为禁书，后由日本学者丹波康赖将其收入《医心方·房内》，其内容才得以保存。作为记录"七损八益"的三大文献之一，《玉房秘诀》对其解释则偏重于性爱的体位与动作，甚至提出，按照对应的动作进行交合，能够治疗男女生理疾病。原文如下：

素女曰：阴阳有七损八益。

一益曰固精，令女侧卧张股，男倒卧其中，行二九数，数毕则止。令男固精，又治女子漏血；日再行，十五日愈。

二益曰安气，令女正卧，高枕；伸张两股，男跪其股间刺之，行三九数，数毕止令。令人气和，又治女门寒；日三行，二十日愈。

三益曰利藏，令女人侧卧，屈其两股，男横卧，却刺之；行四九数；数毕止；令人气和，又治女门寒；日四行，廿日愈。

四益曰强骨，令女侧卧，屈左膝，伸其右股；男伏刺之，行五九数，数毕止；令人关节调和，又治女闭血；日五行，十日愈。

五益曰调脉，令女侧卧，屈其右膝，伸其左股；男处地刺之，行六九数，数毕止；令人脉通利，又治女门辟；日六行，二十日愈。

六益曰蓄血，男正卧，令女戴尻跪其上，极内之；令女行七九数，数毕止，令人力强，又治女子月经不利；日七行，十日愈。

七益曰益液，令女人正伏举后，男上往；行八九数，数毕止；令人骨填。

八益曰道体，令女正卧，屈其臂，足迫尻下；男以臂胁刺之；以行九九数，数毕止；令骨宝，又治女阴臭；日九行，九日愈。

一损谓绝气，绝气者，心意不欲而强用之，则汗泄气少，令心热目冥。治之法：令女正卧，男担其两股，深按之，令女自摇，女精出止，男勿得快，日行九，十日愈。

二损谓溢精，溢精者，心意贪爱，阴阳未和而用之，精中道溢。治之法：令女正卧，屈其两膝夹男。男浅刺，内玉茎寸半，令女子自摇，女精出止，男勿得快，日行九，十日愈。

三损谓杂脉，杂脉者，阳不坚而强用之，中道强泻，精气竭；及饱食讫交接伤脾，令人食不化，阴痿无精。治之法：令女正卧，以脚勾男子尻，男则据席内之，令女自摇，女精出止，男勿得快，日行九，十日愈。

四损谓气泻，气泄者，劳倦汗出未干而交接，令人腹热唇焦。治之法：令男正卧，女跨其上，向足，女据带，内玉茎，令女自摇，女精出止，男勿得快，日行九，十日愈。

五损谓机关厥伤，机关厥伤者，适新大小便，身体未定而强用之，用则伤肝，及卒交会，迟疾不理，劳疲筋骨，令人目茫茫，痈疽并发，众脉槁绝，久生偏枯，阴痿不起。治之法：

131

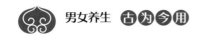

令男正卧，女跨其股，踞前向，徐徐内之，勿令女自摇，男勿得快，日行九，十日愈。

六损谓百闭，百闭者，淫佚于女，自用不节，数交失度，竭其精气；用力强泻，精尽不出，百病并生，消渴目冥。治之法：令男正卧，女跨其上，前伏据席，令女纳玉茎，自摇，精出止，男勿得快，日行九，十日愈。

七损谓血疾，血疾者，力作疾行，劳因出汗，因以交合，俱已之时，偃卧，推深没本，暴急剧，病因发，连施不止，血枯气竭，令人皮虚肤急，茎痛囊湿，精变为血。治之法：令女正卧，高抬其尻，申张两股，男跪其间深刺，令女自摇，精出止。男勿得快，日行九之，十日愈。

《玉房秘诀》所言"七损八益"，重在体位，抽送次数，以及交合频率，细读文章，不难发现其中暗含男子"多御少泄"的理念。后世性学专家多认为，如此解释"七损八益"不足相信，单纯按照所述的方式方法，不仅不能治病，还会导致男性前列腺炎、女性盆腔充血等病症。若辅以"气息"之道，或许会有裨益。从性治疗的角度有很强的参考价值，这与美国性学家马斯特斯和约翰逊创立的性感集中训练有很好的对比，如果相互融合对有些性问题，将起到积极的治疗作用。当然，中老年基础疾病较多，性功能明显下降，但是又有欲求，可以采取办法插进去，相当于"泡枣"，既能满足心身的欲望，又对慢性疾病有较好的康复，有些患者通过这种方式勃起得到改善。作为古籍文献，必须辩证看待，只做参考不可盲目崇拜模仿。

各代名家所释义的"七损八益"

《天下至道谈》出土之前，《黄帝内经》中只有"七损八益"四字，却未有详解，各代名家纷纷做注，虽非主流，倒也有可读之处。

隋唐时期名家杨上善，是第一个为"七损八益"做注的人。他从"阴阳"入理，认为"八益"是八种阳盛的症状：身热、腠理闭、喘粗气、俯仰、体热无汗、干齿、烦怨、胀满；"七损"是七种阴盛的症状：身汗、汗出、身常清、数栗而寒、寒则厥、厥则腹满死。

唐代医学家王冰根据《黄帝内经》中《素问·上古天真论》有云"女子二七天癸至（来月经）""男子二八天癸至（遗精）"等章句，将"七损八益"解读为"女子七七天癸之终，丈夫八八天癸之极。然知八可益，七可损，则各随气分，修养天真，终其天年"。大意为，女子四十九岁绝经，男子六十四岁不在生精。可知，女子月经贵在时下，男子精气贵在充盈，各自随精气而分治，可健康长寿。王冰这一理论，是基于《黄帝内经》做解释，得到了宋代林亿、明代罗周彦等众多医学家的认可。

明代医学家万全在其著作《家传养生四要》中解释道："何谓七损八益？盖七者，女子之数也，血宜泄不宜满；八者，男子之数也，精宜满不宜泄。故治女子，当耗其精以调其血，不损之则经闭成疾；男子当补其气以固其精，不益智则精涸而成疾……"

明代医学家徐春甫在《古今医统·养生余论》中写道："七者，女子之血；八者，男子之精……男精女血，使之有余则形气不衰，而寿命可保矣。"

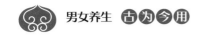

明代医学家张介宾在《类经》中写道："七为少阳之数，八为少阴之数。七损者言阳消之渐，八益者言阴长之由也。夫阴阳者，生杀之本始也。生从乎阳，阳不宜消也；死从乎阴，阴不宜长也。使能知七损八益之道，而得其消长之几，则阴阳之柄，把握在我，故二者可调，否则未央而衰矣。"

近代中医学家秦伯未根据"损、益"二字本意，也对其有所解释：古人以七、八作为男女的记数，"七"指女子，"八"指男子；女子需月经正常，若月经不来，则为病，损有"不使聚集"的意思；男子精气溢泄是一种生殖能力，应当充实，不足便易生病，益有"不使亏损"的意思。

诚然，历代学者根据自己的学术与见识，抑或凭借前贤古籍之言，对"七损八益"各抒己见，虽与《天下至道谈》本意疏密有别，却也为中国传统医学增色不少。

综上所述，《天下至道谈》出土之后，拨开了两千多年"七损八益"的疑云，如今也已被业内尊为正解。相信在房室活动之中，男女阴阳调和之时，能奉其法度，练气御行，以八益除七损，当可取得房室养生的效果。

小 贴 士：

性爱的益处

据研究表明，在进行性生活的过程之中，人体荷尔蒙的释放使我们无法感到压力。这个反应甚至可以维持数小时之久，直至荷尔蒙的水平回复整个身体系统的正常水平之中。可以说，健康合理的性生活有20个好处：

1.有效减肥

30分钟的性爱就可以燃烧200卡路里，能让人轻轻松松地减去多余脂肪，保持苗条、诱人的好身材。

2.保护男性心脏

英国贝尔法斯特女王大学的一项研究显示，男性每周过3次性生活，可以将心脏病的发病风险降低一半。这项研究还表明，有规律的性爱能减少一半的男性中风。

3.有助睡眠

爱抚和性爱都能释放促进睡眠的内啡肽，让夫妻们在一番嬉戏后，迅速进入甜美的梦乡。

4.防漏尿

性爱能增强骨盆肌肉的强度，然后更好地控制排尿，还能有效预防尿失禁。

5.缓解疼痛

性爱应该是没有痛苦、全是收获的事。在酣畅淋漓的高潮之后，脑垂体会分泌内啡肽，有助于减轻身体疼痛，关节疼痛与月经疼痛也都能缓解。

6.月经规律

美国哥伦比亚大学和斯坦福大学的科学家通过研究发现，女性如果一周至少过一次性生活，月经周期会更加规律。

7.放松

美国马萨诸塞州的妇科专家表示，性爱可以有效抑制焦躁情绪，因为情侣之间缓慢、轻柔的爱抚，可以让人平静下来，忘却忧愁。

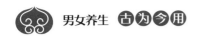

8.缓解压力

遇到烦心事，与其大叫大喊，还不如通过性爱来释放。美国很多心理学家都将美满的性，视为摆脱压力的最好方法之一。

9.用则进，不用则退

美国婚姻专家戴维斯指出，性能力也是一种技术，性爱次数越多，就能激发更多的性爱激素，增强性欲，也锻炼了性能力。

10.发泄

柔软舒适的床是释放暴力、控制不良情绪与行为的好地点。性生活美满的夫妻，很少会出现极度压抑的暴力情绪。

11.增强信心

美国旧金山性爱专家桑德尔表示，如果一个人在床上的表现良好，不仅可以令伴侣更加快乐，自己也会感觉充满自信和力量。

12.预防癌症

《美国医学会杂志》介绍，男性射精越多，其患前列腺癌的几率就越小。

13.感受幸福

近来的一项国际研究显示，与金钱相比，性爱可以让人感觉更加幸福。性生活规律的夫妻感受到的幸福，就如同每年多赚了10万美元。

14.延缓衰老

英国苏格兰爱丁堡医院神经生理学家威克斯说，积极的性生活可以延缓衰老过程，让人永葆年轻。

15.保健牙齿

精液中包含锌、钙和其他能保护牙齿的物质，让牙齿更亮白、坚固。

16.容貌年轻

研究发现，性爱会使女性看起来年轻15岁。在这项研究中，受试男性要从镜子中观察并评估另一侧的女性。那些被评价为"非常年轻"的女性，平均每周有4次性生活。这不是什么巧合！因为早就有研究发现，性爱可以促进雌激素分泌，让皮肤更光滑，头发更亮泽。

17.提升抵抗力

研究人员对111名16～23岁的志愿者进行分析后发现，每周有一两次性爱，可以使体内A型免疫球蛋白的数量提升30%，从而增加抵抗力，帮助人们预防感冒和流感。

18.心情好

精液中含有锌、钙、蛋白质等营养物质，对女性身体大有裨益。而且，一项研究还发现，在性爱中不使用安全套的女性，心情更开朗、不易抑郁。不过研究人员也强调，这一结果只适用于彼此忠诚的伴侣。

19.增进感情

性高潮时释放的后叶催产素不仅能改善心情，还能让你感觉与伴侣更亲密，其对女性的作用尤为明显。其实不仅是性爱，抚摸或前戏也能促使后叶催产素大量释放。

20.精子"强壮"

研究人员曾对118位精子质量有问题的男性进行试验，让他们一周7天都享受性爱。结果，81%的人"坏精子"数量明显

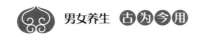

减少。研究人员认为，经常性爱有助于精子"推陈出新"，从而提高其质量。

三 洞玄子"三十性技"要旨

洞玄子，是唐代道家代表人物张鼎的道号，其著作《洞玄子》作为传统房室养生经典，强调男女行房遵循天地法则，阴阳之道，有心为之，方可养性延年。洞玄子曰："夫天生万物，唯人最贵。人之所上，莫过房欲。法天象地，规阴距阳。悟其理者，则养性延龄；慢其真者，则伤神夭寿。"在著作中，洞玄子归纳了两性交合的三十种姿势，"包罗万象，不离其宗"，体位千变万化，但大同小异，几乎可以涵盖所有。

洞玄子云："考覈交接之势，更不出于卅法。其间有屈伸俯仰，出入浅深，大大是同，小小有异，可谓括囊都尽，采摭无遗。余遂象其势而录其名，假其形而建其号。知音君子，穷其志之，妙矣。

一、叙绸缪

二、申缱绻（不离散也）。

三、曝鳃鱼

四、骐骥角（以上四势为外游戏，皆是一等也）。

五、蚕缠绵（女仰卧，两手向上抱男颈，以两脚交于男背上，男以两手抱女颈，跪女股间，即内玉茎）。

六、龙婉转（女仰卧，屈两脚，男跪女股内，以左手推女两脚向前，令过乳，右手把玉茎内玉门中）。

七、鱼比目（男女俱卧，女以一脚置男上，面相向，嗚口嘬舌。男展两脚，以手担女上脚，进玉茎）。

八、莺同心（令女仰卧，展其脚，男骑女，伏肚上，以两手抱女颈，女两手抱男腰，以玉茎内于丹穴中）。

九、翡翠交（令女仰卧，拳足，男胡跪，开着脚，坐女股中，以两手抱女腰，进玉茎于琴弦中）。

十、鸳鸯合（令女侧卧，拳两脚，安男股上，男于女背后骑女下脚之上，竖一膝置女上股，内玉茎）。

十一、空翻蝶（男仰卧，展两足，女坐男上，正面，两脚据床，乃以手助为力，进阳锋于玉门之中）。

十二、背飞凫（男仰卧，展两足，女背面坐于男上，女足据床，低头抱男，玉茎内于中）。

十三、偃盖松（令女交脚向上，男以两手抱女腰，女以两手抱男腰，内玉茎于玉门中）。

十四、临坛竹（男女俱相向立，吻口相抱于丹穴，以阳锋深投于丹穴，没至阳台中）。

十五、莺双舞。（男女一仰一覆，仰者拳脚，覆者骑上，两阴相向，男箕坐，着玉物，攻击上下）。

十六、凤将雏（妇人肥大，用一小男共交接，大俊也）。

十七、海鸥翔（男临床边，擎女脚以令举，男以玉茎入于子宫之中）。

十八、野马跃（令女仰卧，男擎女两脚登右肩上，深内玉茎于玉门

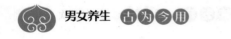

之中）。

十九、骥骋足（令女仰卧，男蹲，左手捧女项，右手擎女脚，即以玉茎内入于子宫中）。

二十、马摇蹄。（令女仰卧，男擎女一脚置于肩上，一脚自攀之，深内玉茎入于丹穴中，大兴哉）。

二十一、白虎腾（令女伏面，跪膝，男跪女后，两手抱女腰，内玉茎于子宫中）。

二十二、玄蝉附（令女伏卧而展足，男居股内，屈其足，两手抱女项，从后内玉茎于子宫中）。

二十三、山羊对树（男箕坐，令女背面，坐男上，女自低头视内玉茎，男急抱女腰，磣勒也）。

二十四、昆鸡临场（男胡蹲床上坐，令一小女当抱玉茎内女玉门，一女于后牵女衿裾，令其足快，大兴哉）。

二十五、丹穴凤游（令女仰卧，以两手自举其脚，男跪女后，以两手据床，以内玉茎于丹穴，甚俊）。

二十六、玄溟鹏翥（令女仰卧，男取女两脚置左右膊上，以手向下抱女腰，以内玉茎）。

二十七、吟猿抱树（男箕坐，女骑男胜上，以两手抱男，男以一手扶女尻，内玉茎，一手据床）。

二十八、猫鼠同穴（男仰卧以展足，女伏男上，深内玉茎。又，男伏女背上，以将玉茎攻击于玉门中）。

二十九、三春驴（女两手两脚俱据床，男立其后，以两手抱女腰，即内玉茎于玉门中，甚大俊也）。

三十、三秋狗（男女相背，以两手两脚俱据床，两尻相拄，男即低头，以一手推玉物内于玉门之中）。

夫妻婚后日久，难免对彼此身体的渴望会逐渐降低，对房室活动也缺少新鲜感，尤其是现代社会娱乐活动丰富多彩，更会冲淡成年人的兴趣。因此，主动学习交合姿势，在房室活动中变换体位，为夫妻生活增添色彩和乐趣，这不仅仅对男女的身体有益，更有助于家庭的和谐相处。

男不养猫，女不养狗

在生活中，养猫养狗解决了不少人的孤单问题，也起到减压作用。虽然人与动物和谐相处是一件好事，但民间自古有"男不养猫，女不养狗"的俗语。

历史记载，汉代末年属地有一李姓男子喜爱养猫，同吃同住，形影不离，而李郎有裸睡习惯，一次春梦，阴茎勃起，猫以为有老鼠，扑上前去挠抓撕咬，李郎从此失去了阴茎，只能去做了太监。老人常说，猫的性格过于阴柔，男子养猫难免受其影响，变得优柔寡断，懒惰娇情，难有担当。

此外，东汉末年，东岳之地，新婚夫妇刚成家不久，丈夫需要外出务工，担心貌美妻子被人惦记，又怕家中遇贼，便在家中养了一条雄性猎犬；半年后丈夫回家，与妻子行房时发现妻子伤痕累累，才知道妻子与狗通奸，丈夫一气之下杀了家犬，却没想到妻子竟然为狗殉情。老人常说，女子养狗，难免有了狗的野性，就很难担当起温柔妻子的身份。反观短视频APP上不少女子与狗同吃同住，叫儿子，令人毛骨悚然。另外狗的性能力相当强，难免有人与之相交，不愿意成家或影响夫妻感情。

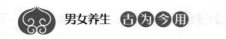
四 "九浅一深"的实用价值

　　房室活动不仅是一门技术，也是一门艺术，尤其是阴阳交合之法，虽有"七损""八益""九法"等体位的指导，若想尽两性欢愉，仍需由浅到深掌握"出入""停动"技巧。《素女经》中便有这样一段：

　　　　素女曰：御敌家，当视敌如瓦石，自视若如金玉，若其精动，当疾去其乡，御女当如朽索御奔马，如临深坑下有刃恐堕其中，若能爱精，命亦不穷也。

　　大意为，素女说：交合之时，男子应珍惜精子如金玉，发现女子有了快感，身体开始迎合摆动，则应迅速抽动；驾驭女子，如同用腐朽的绳索驾驭烈马，又像是行走在满是刀刃的深渊，若能爱惜精子，方可延年益寿。

　　这一段表面是强调男子在房室活动中要爱惜精子，实则是提醒要懂得掌握交合的技巧，才能更好地驾驭女子。对于如何操作，民间俗语有云"九浅一深，左三右二，摆若鳗行，进若蛭步"，这寥寥十六字，当真是生动且实用。

九浅一深：尺度与节奏

"九浅一深"即字面含义（"九"与"一"为泛指，也有"八浅二深"的说法，总之为"多浅少深"之意）男子阴茎进入女子阴户后，先做九次较浅（1/3～2/3）的抽送，以温柔的摩擦让女子春心荡漾，再深深地刺入一下，以狂放的一击，让女子极度兴奋；如此反复进行，使女子更容易达到性高潮。这一方法，在《素女妙论》中有详细记载：

黄帝曰：何为九浅一深之法？

素女答曰：浅插九回，深刺一回，每一回以呼吸定息为度，谓之九浅一深之法也。自琴弦至玄珠为浅，字妥溪至谷实为深，凡太浅不美快，太深有所伤。

比其著作时间久远的《玉房秘术》中，亦有其论：

取气者，九浅一深也，以口当敌，气呼以口吸，微引二，气咽之，致气以意下也；至腹，所以助阴为阴力。如此三反，复浅之。九浅一深，九九八十一，阴数满矣。玉茎坚出之，弱内之，此为弱入强出。阴阳之和，在于琴弦麦齿之间，阳函昆石之下，阴困麦齿之间，浅则得气，远则气散……

此段不仅解析了"九浅一深"的妙用，还引导配合呼吸，意领气息，可以让男女在房室活动中互得所需，借助阴力增强性功能，不必做

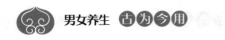

幅度过大的抽送动作，便不易在房室活动后腰酸背痛，对身体颇具养生作用。

左三右二：方向与挑逗

"左三右二"仍为字面含义（"三""二"同上），男子阴茎进入女子阴户之后，也不可呆板地只是"进进出出"，还应控制方向，对女子阴道内壁进行全方位的挑逗与刺激，加快其性高潮的来临。

医学认为，整个阴道几乎都是女子性高潮的刺激点，但因人而异，位置敏感强弱各用不同，需要男子不断地探索。简单的左右摩擦仍远远不够，这才有了"摆若鳗行，进若蛭步"之词，所谓"摆若鳗行"，是说男子阴茎在进入阴道后，应像鳗鱼行走一般，肆意摇摆，仿佛要在洞中搅得天翻地覆；所谓"进若蛭步"，是说男子阴茎在进出阴道时，应该像水蛭一样，每行一步，都像抓住什么（增大摩擦力）一样。总而言之，一味地蛮干、快速地抽插、只顾自己射精爽快、草草了事的男子，既无法让女子享受房室的快乐，其自身也无法体会到房室的真正幸福。

弱入强出：爱人与爱己

弱入强出，同为字面含义，言明了房室活动中男子"进出"的时机与状态，即在阴茎并未完全坚挺时进入，经过"九浅一深，左三右二"等运动射精之后，在尚未疲软时抽出。此种交合方式，不仅可以避免病患，养生延年，同时也是男子爱人爱己的表现。

《玉房指要》中便曾写道："弱而内之，坚强急退，进退之间，勿令疏迟，亦勿高自投掷，颠倒五脏，伤绝脉络，致生百病。"而陶弘景也曾在《养性延命录》中引用老子的言论"老子曰：'弱入强出，知生之术；强入弱出，良命乃卒。'"

在现实的房室活动中，弱入强出的方式更受男女青睐。首先，男子若在阴茎完全勃起的状态下直接插入女子阴道，尤其是在女子还没有进入兴奋状态时，往往会让女子感觉不适，甚至疼痛，而在半勃起的状态下进入，然后在阴道中渐入佳境，反而会更让女子喜欢；其次，当男子因为外界干扰等因素无法完全进入状态，阴茎勃起并不坚挺时，若女子给予鼓励和与迎合，表达出索取的需要，辅助阴茎进入阴道，男子则会在生理与心理上得到更多的鼓励与性刺激，反而会增强信心，甚至勃勃生机、越战越猛，让房室活动更加和谐。特别是中老年男子走下坡路，弱入的概率就高，若能得到双方的理解，尤其是女方语言及动作上的支持，从信心上也可得到很大的提升；最后，男子强出，是为了在精气未散时结束，以免精气亏损、提前射精，以利再战，这在二三十的小伙子中比较常见，但多次会造成生殖腺充血，导致前列腺炎或精囊炎。大部分女子都希望男子在房室之后仍能与自己温存片刻，所以强出既可以保护男子精气，又可以提升房室活动的幸福感。值得一提的是强出，不管《玉房指要》的本意如何，从现代科学的角度理解并不是强行不射精，而是在行房的过程中的训练方法，为了延迟射精时间，更好地享受房室生活，切记量力而行。

房室活动虽然是人之本性，但要将其做得更好，让彼此从中得到更多幸福，仍需用心为之；而男子作为房室活动的主导者，更应担负起房室幸福的责任。

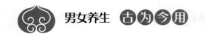
小贴士：

停·动·停技巧

1955年，美国泌尿科医师Semans最早提出早泄"停止—开始"法。美国性治疗师海伦.辛格.卡普兰（Helen Singer Kaplan）根据临床研究提出，在性爱活动中，男性可以采用"停—动—停"的做爱技巧，即"抽插几次，有射精冲动时立即停止，待冲动缓和后再次抽插"。这样的方式不仅能够让男性增加参与性爱的时间，而且对大部分女性来说更加具有性爱情趣，更易将其推向高潮。这种技术被称为治疗早泄的黄金法则，写在教科书中，被世界认可。其实，这与中国古代房事养生学中的"九浅一深""弱入强出""十动"如出一辙。

五　性爱工具自古有，了解利弊可优选

性爱工具，是人们为了在房室活动中增添兴致、刺激性欲，来满足自己或彼此的器物统称。它们可以是自然物品，如香蕉、黄瓜；可以是手工制品，如角先生、白绫带子；随着时代的进步，科技的发展，人们的需求不断升级，如振动棒、充气或硅胶娃娃、仿真"伴侣"等等，不断涌现市场。中国古代，"饱暖思淫欲"，也会将想象力发挥到"性爱

工具"的创造上，具有艺术性和实用性。

1. 颇具盛名的角先生

角先生，在中国古代有"名器"美名，多用牛角制成，故得其名。模仿男子生殖器勃起的状态而设计，头端制作成龟头模样，有单头和双头两种类型，为女子自慰使用。在明清时期，对淫邪书画是严加禁止的，但对市面上的性工具却采取"不禁止，不鼓励"的态度。根据明清艳词小说中出现性爱工具的频率而言，角先生无疑最受欢迎。笔者收藏的角先生大大小小数十种，有石制的、玉制的、陶制的，也有空心陶瓷的，尾端有小孔用于灌满热水，在自慰过程中有温热感，焕发情欲，同时对宫寒、阴冷有一定疗效。值得一提的是，中国古代就有一种治疗女子宫寒的器具，形似角先生，姚灵犀的《思无邪小记》中写道："子宫保温器系韧皮所制，长六寸许，有棱有茎，绝类男阳，其下有大圆球如外肾，球底有螺旋铜塞，器内中空，注以热水，则全体温暖，本以治疗子宫寒冷，不能受孕之病，乃用者不察，多以代'藤津伪具（角先生）'。"由此可见，角先生的出现不仅用于房室生活，或也用于治疗女性疾病。

2. 神奇的缅铃

缅铃，又称"勉铃"，相传出自缅甸，形如豆子或龙眼，外部材质为金、银或铜，为中空球体。其神奇之处在于，当与人体接触时，缅铃会自动震颤发声，女子放入私处或放入阴道后立即产生刺激，甚至会让女子达到高潮。关于缅铃中究竟放了何物，历代皆有疑问，明朝学者谈迁在《枣林杂俎》中猜测，缅铃中可能放了鹏鸟的精液，文中写道："缅铃，相传鹏精也。鹏性淫毒，一出，诸牝悉避去。遇蛮妇，辄啄而

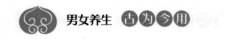

求合。土人束草人，绛衣簪花其上，鹏鶍之不置，精益其上。采之，裹以重金，大仅为豆。嵌之于势，以御妇人，得气愈劲。然夷不外售，夷取之始得。颠人伪者以作蒺藜形，裹而摇之亦跃，但彼不摇自鸣耳。"很遗憾，缅铃早已在国内失传，究竟有何奥秘也未曾解开。施蛰存先生1991年写有《勉铃》一文，他写道"缅甸男子以此物嵌于势上，与妇人合欢时使其颤动，以求刺激……"此又与大众熟知的缅铃有所不同。

3. 自然生长的锁阳

锁阳是一种寄生草本植物，多寄生于蒺藜科白刺等植物的根上，亦是一味难得的中药，有补肾壮阳、益血生精、润肠通便的功效，是"金锁固精丸"中的君药。因其外形与男性阴茎极为相似，古代女子常常私藏起来用以自慰。元代陶宗仪所著《辍耕录》中写道："鞑靼田地野马与蛟龙交，遗精入地，久之发起如笋，上丰下俭，鳞甲栉比，筋脉联络，其形绝类男阴，名曰锁阳，即肉苁蓉之类。或谓里妇之淫者就合之，一得阴气，勃然怒长。土人掘取，洗涤去皮，薄切晒干，以充药货。功力百倍于从容也。"这也是锁阳作为性工具的最早记载，陶宗仪猜测锁阳是野马与蛟龙交合时，精液流入地脉而生长的植物，所以具有"阳性"，放入女子阴道后便会"勃然怒张"，虽有神话夸张的意味，却也侧面反映了锁阳作为性爱工具，想必非常受女性欢迎。如今，锁阳是阿拉善道地药材，笔者曾在2020年10月随央视《身边的中药》采访，当地不仅有关于锁阳作为阴茎的传说，而且一直传承着用锁阳泡酒的习俗。

4. 能充气的牛亲哥

"牛亲哥"的名字见于清代小说《姑妄言》，说一妇人因丈夫过世后，为自我满足，买了牛尿脬，就是膀胱，用针线密密缝制，吹气使其膨胀，大小造型如勃起阴茎一般，以此自慰，故称"牛亲哥"。这一性爱工具虽然只见于小说之中，但众所周知，最早的避孕套是羊肠所制，因此古人以动物器官制作性爱工具也并非凭空捏造。

5. 形式多样的银托子

银托子是束在阴茎根部的一种性爱工具，从器名中可以看出，多为银制（也有金、铜、象牙、牛角等材质），托起阴茎，增加长度与硬度。印度著名性学经典《欲经》中对银托子有较为详细的记载："形如阴茎，外表粗糙，使用时戴在阴茎上，或用金属线绕在阴茎上，增强摩擦。有'臂章（与阴茎大小一致，外表粗糙）''夫妻（两个臂章组成）''手镯（多个臂章组成，使其达到阴茎长度）''单镯（单根金属线，绕在阴茎上增加摩擦）'等多种款式。"由此可见，银托子的功效便是让男性阴茎变得更加"狰狞"，具有征服力。

6. 套在冠状沟的硫黄圈

硫黄圈是专门套在阴茎前段冠状沟的一种环状性爱工具，使用后，原本凹陷的冠状沟变成凸起的山丘，插入阴道后，进行抽送时摩擦力更大，也更容易让女性达到高潮。由于圈上附有硫黄，既有消毒作用，又可温肾壮阳，故得其名。公元13世纪，蒙古国王发现将山羊眼睑套在阴茎上，可以在房室中给女性带来更大的快感，这与硫黄圈极为相似；现代性爱工具"阴茎环"，应该是硫黄圈的升级产品。

7. 阴茎入珠术

阴茎入珠术就是在冠状沟的上端阴茎皮下组织，植入玛瑙、玉石、象牙、牛角等制作的如黄豆或绿豆大小的珠子，入珠方式单点式、双点

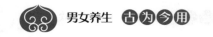
式、单排式、双排式、单环式、双环式、分列式、不规则式等多种款式，如一整圈12到18颗，或两圈36颗左右。可以使男性的阴茎像个"狼牙棒"，显得粗大和霸气，可以增强自信，取悦妻子，增加摩擦力、达到高潮。

这种"入珠文化"在东南亚一些国家及港台风靡多年，上至明星，下至老百姓都对阴茎入珠术趋之若鹜。笔者在临床工作中遇到数例因为疼痛就诊者，也有咨询要求植入者，都以肉里不能掺假，婉言劝阻。所谓适用于阳痿、早泄或坚持不久者属于无稽之谈。

8. 药物辅助的白绫带子

古人选用上好白绫，以精巧女工将其制成带状，涂抹春药，后将带子系在阴茎上，既能起到增大阴茎的效果，而且在房室过程中带子随阴茎送入阴道，春药同时作用于男女之间，使其共赴云霄，两全其美。这种方法已经销声匿迹了。

阴茎支撑装置

2007年10月，笔者参加北京大学医学部举办的中美性治疗学习班，美国院士授课性感集中训练的方式方法，在讨论的过程中，笔者发言说方法很好，但需要3~6个月，时间太长，中国人讲究"速效""除根"，尤其是"女汉子"急性子，不适合国情。次日，笔者联想筷子设计了"支撑装置"介绍给院士。"阴茎支架"或"体外协助阴茎勃起装置"现在风靡欧美；还有山东煎饼卷大葱，笔者设计了"阴茎硅胶套辅助装置"，以至于2019年11月在南京参加中国全国男科会议笔者演讲"食，色，性治疗"。

目前，三件套可膨胀性阴茎假体，包括成对置入阴茎海绵体的圆柱体，一个置入阴囊内的调节泵和一个置入盆腔膀胱前间隙的储液囊所组成的辅助勃起装置。可达到类似正常勃起的阴茎勃起周径和硬度。适用于口服药物或海绵体药物注射治疗失败或拒绝上述治疗的患者。满意率为60%～80%，约有5%的感染、肿痛等副作用，可能造成严重的心理障碍，尤其是费用昂贵，基于此，笔者研究的"外置助勃装置"就弥补了其缺点，国家专利局已经受理。

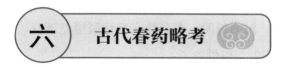

六　古代春药略考

传统房室养生中，将提高性欲，增强性能力，获得更多快感的药物称为"春药"。春药的成分较为庞杂，古人认为以形补形，选取动物的鞭、腰子等，有些选取补肾壮阳的草药如淫羊藿、肉苁蓉等，有些则使用矿物质如阳起石、辰砂等。使用方式也有不同，有的吞食内服，有的外敷涂抹，有的则采用体内放置。所求功效也不一样，或使男性阴茎增大增长，或使女性阴道变窄变紧，或治愈男子早泄阳痿，或提高女子房室快感等等。

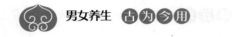

依典籍记载，春药的历史可追溯到上古时期。马王堆汉墓出土的帛书《十问》中，便有"大成劝说黄帝服用春药增强性功能"的记述，书中写道："君必食阴以为常，助以柏实盛良，饮走兽泉英，可以却老复壮，泽曼有光。接阴将众，继以蚕虫，春爵员骀，兴比鸣雄，鸣雄有精，诚能服此，玉策复生。太上艺遇，壅彼玉窦，盛乃从之，员子送之；若不埶遇，置之以蘲。诚能服此，可以起死。"

大意为，君上（黄帝）可以常服用滋阴的食物，以柏子仁辅助，喝牛羊奶，便可以从老衰的状态恢复，容光焕发。若多次进行房室，可以吃麻雀等飞鸟、打鸣公鸡的睾丸，同样有助于改善性功能。体质好的男子，阴茎勃起有力，可与女子正常房室，此时吃雀鸟蛋便可补益；如果体质不佳，阴茎萎靡无力，就要将雀鸟蛋与种子类的粥一起吃，这样便起死回生。这应该是传统医学提出滋阴的食物或补品治疗阳痿的最早记载。

此外，《后汉书》中有"回龙汤"，《三国志》中有"五石散"，《神仙传》中有"五加皮酒"……可见，无论是传统医学典籍、宫廷秘方、方士手札，亦或文学小说、民间传闻，春药的文字记载屡见不鲜。对此，笔者从古籍中分享几例药方，仅供参考：

1. 增长阴茎

《洞玄子》中记述一方：肉苁蓉三分，海藻二分；捣筛为末，以和正月白犬肝汁涂阴茎上三度，平旦新汲水席却，即长三寸，极验。此方称可使阴茎增长"三寸"，然其中"正月白犬肝汁"被后人质疑，多以为是无稽之谈。

2. 增大阴茎

明代洪基的《展龟秘诀》是业内较为著名的壮阳功法，而在其另一著作《摄生总要·房术秘诀》中记录一方：蜈蚣一条，去头足为末，甘草三分为末。共一处，用素白绢作成袋，扎于玉茎下，方行前功，三七日可成。此时观形式完备，舒展长大，粗不可言。其龟苍老后，不须用药，以固元阳，方可入炉采战，取胜无厌。此诀为人不可不知也。知者乐一生，不但延年而广后嗣矣。此方无须服用或涂抹，仅需悬挂阴茎部位，故而受后世青睐，先传尝试者甚多，却无实效记载。笔者也多次在微信视频号中讲解，没有网上所说的增长、增大或增粗丸，都是虚假广告。

3. 治疗早泄

宋代陈希夷所著《房术玄机中萃纂要》中记录一味"兴阳丹"：雄狗胆一枚，麝香用当门子一钱；将麝香入狗胆内，搅匀，线悬于当风处阴干。每用少许津涂茎头，行事耐久不泄，甚妙。此方所用药材非常简单，涂抹龟头，应是减弱龟头敏感度，不易早泄。齐来增先生曾出了一个方子，临床应用灵验：蟾蜍0.5g，肉苁蓉3g，五倍子5g，高度白酒浸泡1个月后即可外涂。

4. 紧实阴道

明代洪基的《摄生总要·房术秘诀》中记录了一则"始皇童女丹"药方：石榴皮，青木香，茱萸去肉核，生明矾；各等分为细末，津调入阴户，胜如童女。相传，此方是秦朝宫廷秘方，昔日各地为秦始皇进贡童女，然童女虽有完璧之身，却无房室经验，始皇不悦，宫中妃子为搏龙颜，纷纷以此药方改善身体。

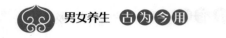

5. 增强女子快感

一般来说，女性相对难进入性高潮，也会通过药物让自己达到满足。陈希夷《房术玄机中萃纂要》内便有"武三思进韦后快女丸"一方：五味子不拘多少，柿子皮酒浸三宿阴干，为末，吐津为丸，如指顶大小，送入阴户，另女极美。相传，武三思与韦皇后有染，韦皇后身居高位，之所以敢冒天下之大不韪与武三思相好，便是因为武三思能以药物助兴，让韦皇后在房室中得到极大满足。所以，此方也被认为是唐代宫廷秘方。

6. 男女同享

在中国长久封建社会中，一直是男尊女卑的状态，但房室养生中，依然尊重女性，甚至有"男女平等"的观念，所以很多医者在研究春药时也兼顾男女。陈希夷《房术玄机中萃纂要》中就有"乐安公主热炉方"一则：川椒，枯白矾，吴茱萸，蛇床子各等分，为末，交接之时用少许纳阴户，男子兴阳，双美。乐安公主与驸马巩永固之事成为佳话，相传此方是乐安公主私询太医，为犒劳驸马之用。其中一味"川椒"堪称"暖炉"佳品，同时刺激男女私处，以达"共赴仙境"之效。

不难看出，传统房室养生中，春药是以"治愈夫妻房室不便"或"增强夫妻房室乐趣"为准则，而并非是为了放情纵欲或引人为害。古代很多医学家对春药持有反对意见，尤其是所谓的宫廷秘方，认为其对男性而言是"拔苗助长"，对女性而言是"燃烧寿命"，对淫邪之徒而言是"作案工具"，并分别以《万历野获编》里的"明世宗红丸案"，清代李渔所著小说《无声戏》里的"群姬夺命丹"，医书《验银方》中"益多散"等案例为证，对春药不嗤之以鼻。诚然，滥用春药，过度用药，非法用药，必是伤人伤己，然而此应与药物本身无关。纵观古今，凡有德之方士，极少研制春药；凡有德之医者，极少开方春药；凡有德之众，必不屑于春药；即便是有难言之隐者，心怀德行，也必然用而有度。《洞玄子》中就记载了一则关于春药的故事："昔日蜀中有一太守，年过古稀仍无子嗣，为延续香火，求得一方春药，服用半年，一妻二妾均有孕并顺利生子；太守本欲继续服食，却发现妻子阴部出疹，坐卧都疼痛难忍，太守得知是春药所致，不忍贤妻为己伤身，弃药不用。"由此可见，春药之利弊。

总而言之，古往今来人们对"春药"的看法一直颇有争议，有的认为它是伤风败俗的催命毒药，趋之若鹜；有的认为它是闺房之乐的解药，奉之高阁。其实，医家早已对春药有一个较为公允的判定：药如刀，病如虎，提刀驱虎则为善，藏刀害命实为恶。春药作为传统房室养生中不可或缺的一部分，历经数千年时间而未消逝，甚至在如今科学发达的社会中依然存在，相信必有其可取之处。

当然，很多人可能会有一个疑问：什么最好的春药？本节最后，引用《素女经》中一段问答，或许可以解答一二。

> 帝问曰：方外之士，能用药物，短小者令其长大，软弱者令其坚硬，恐遗后患乎？将有补导之益乎？
> 素女答曰：两情相合，气运贯通，则短小者自长大，软弱者自坚硬也。有道之士能之，故御百女而不痿。得修养之术，则以阴助阳，呼吸吐纳，借水救火，固济真宝，终夜不泄，久久行之，则益寿除疾……

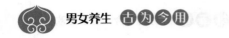

小贴士：

伟哥

"伟哥"治疗勃起障碍，很多男人都知道或用过，被称为"高级春药"。它包含有很多品种。其中最早的一款英文名叫Viagra，音译后就有了响当当的名字——伟哥。

1991年4月，西地那非用于心血管疾病的临床治疗研究宣告失败。试药人员不愿意交出余下的药物，原来这种药竟然能"助性"。这项无心插柳的发现，开了阳痿药物治疗的先河。于1998年获得美国食品和药品管理局的上市许可。

伟哥有效率达80%以上，确实给男人带来了福音，但副作用也挺多，最常见反应的就是头痛、面部潮红、消化不良和肌肉疼痛，其次为鼻塞、腹泻、头晕、血尿和皮疹。偶尔出现短暂性视力异常，通常为色辨别力损害或对光敏感性增加。也会出现严重的心肌梗死、突然心脏病死亡、心律失常、脑血管意外、短暂缺血性发作、高血压等，以及癫痫发作、忧虑，异常勃起如疼痛。勃起持续超过6小时一定到医院及时就诊，以免发生坏死，因此不建议长期服用。

《杂疗方》最早记载金枪不倒方

《杂疗方》是从长沙马王堆汉墓出土的帛书药方汇集，经过了2100年已残缺不全。书中主要论述了男女功能的补益，有一个叫"内加"的药方，是用以补阳、治疗痿证的，主要成分是桂枝、干姜、花椒、皂荚等芳香辛温的药物，粉碎后混合起来，用米汤和成丸子，干了以后收藏在筒内，防止走泄药性，用时将药塞于男子肚脐。书中还记载用鸡蛋与酒搅拌内服有强体助养的功效。还有一种叫"约"的药方，是补益女子功能，特别是用以治疗女子性冷淡等病的。这个药方主要是巴豆、白松脂、蛇床子、桂枝、干姜、皂荚等辛温药物，粉碎后混合起来，用谷汁，蜂蜜或枣膏和成薏苡仁大小的小药丸，塞入阴道内，等到女子有欲望被激发后再取出来，这是最早记载金枪不倒的治疗方法。

七 房室活动的"善后工作"

房室养生是一项长期坚持的事情，既要懂得在日常生活中保养身体，更需在房室活动中得其要领，切勿忽略激情之后的维护。正如业内人士常说"房室虽终，善后尤重"，很多人都知道在房室之前应注意不饱食、不饮酒、禁带病等等，却在激情之后放松了警惕，这不仅让性爱时的努力大打折扣，而且还会对身体造成不必要的损伤，甚至影响性功能。

事后一根烟，并非似神仙

当代社会，由于生活压力的增加，吸烟成为很多人缓解压力、放松

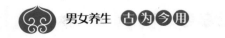

精神的选择，甚至逐渐演化为一种生理和心理上的依赖，每每点上一根香烟，吞云吐雾之时，便感觉舒爽自在；即使很多人都知道吸烟有害健康，却没有毅力戒掉。而在房室活动中，很多吸烟的朋友喜欢在事后抽一根，更美其名曰"事后一根烟，快乐似神仙"，实则浑然不知，这一根烟对身体的危害，要远远大于平时数根烟的总和。

首先，烟草中的尼古丁对中枢神经有"先兴奋后抑制"的作用，房室激情过后，男性通常会有一阵疲惫困乏的感觉，此时吸烟，会强行让神经兴奋起来，犹如强弩之末，一旦这短暂的兴奋过后，疲惫感会加重袭来，甚至其间吸入的一氧化碳、尼古丁、烟焦油等有害物质，还会导致头晕头痛等症状，大大减少原本房室活动带来的整体美妙体验。其次，房室活动是一种较为剧烈的运动，人体的骨骼、肌肉、神经系统都处于极度兴奋的状态，全身血脉扩张、血流加速，如果在事后马上吸烟，烟草中的有毒物质更容易被身体吸收，损伤肺脏之余，通过血液流通对心脑血管产生进一步的危害，甚至严重者会直接引发心绞痛、脑缺氧等情况。

更重要的一点是，事后吸烟对男女性功能都有损害。对于男性而言，香烟中的尼古丁会促使阴茎海绵体平滑肌收缩，破坏阴茎的血管组织，抑制血液流动，影响阴茎再次"勃起"，久而久之会导致阳痿；对于女性而言，二手烟也会造成身体的不适，甚至厌恶性生活。无论是男性还是女性，事后一根烟不仅不会"快乐似神仙"，长此以往，反而会为身体下病痛的种子，让病魔来临的步伐变得更快一些。

事后快洗澡，危险要来到

保持个人卫生，是预防疾病发生及传染的重要措施，所以很多人都会在房室活动开始之前沐浴，也对生殖器进行"特殊照顾"。而在激烈的房室活动之后，男女双方大汗淋漓，体液外溢，难免会感觉身体粘黏不适，且有异味，对于很多注重卫生的人来说，总是迫不及待地去洗个澡，让身体重新恢复清爽。殊不知，这样的做法也有一定的危险性。

首先，两性交合属于较为剧烈的活动，交合完毕后，身体停止运动，毛孔自然张开排汗，这是一种正常的生理现象；此时若因为燥热，着急冲洗冷水，会使得皮肤血管骤然收缩，大量血液回流心脏，加重心脏负担，引起心慌、心跳加快、气喘、头晕等症状；同时，在皮肤毛孔张开排汗时用凉水刺激，也容易感冒。其次，若改为洗热水澡，会使血液涌向皮肤和肌肉组织，使得心脏、肾脏等器官供血不足，无法更好地消除疲劳。所以，房室之后一定要等到身体状态恢复好之后，大约半小时或一小时再进行沐浴清洁，最好用适度温水，以免因小失大，不益健康。

事后急排尿，病菌入尿道

很多人都会在房室活动之后有"排尿冲动"，这对女性而言是好事，对男性而言则可能是坏事。女性尿道较短，与阴道、肛门紧邻，性爱时外阴的细菌可能会从尿道逆行而上，引发尿道炎等疾病，房室之后立即排尿，则有利于冲刷尿道，避免尿路感染。

男性则不同，男性尿道细而长，且弯曲（尤其是后尿道与前列腺接近直角），房室活动刚刚结束时，尿道括约肌与逼尿肌充血尚未完全消退，尤其是前列腺部位，此时若着急排尿，会使得尿道内压力增大（少部分马上排尿费力，需要等待），带有病菌的尿液很可能会逆流进入前列腺，长期已久会增加前列腺炎的发病概率。因此，男性不仅要注意不能憋尿进行房室，更要注意房室之后半小时或一小时后再排尿。笔者主

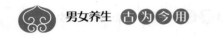

张男性蹲式排尿，能减少尿液逆流，防止前列腺炎的发生。

事后若贪凉，内外都遭殃

激烈的房室活动之后，难免会出现燥热、口渴等现象，想要喝一点冰饮解渴解热，或者打开空调电扇，吹吹凉风。此时，一定要控制自己，否则很容易引起身体不适。

首先，房事之后，交感神经比较兴奋，胃肠道血液减少，胃黏膜充血未恢复常态，此时若喝下冰饮，会引起胃部不适，严重者会出现胃痉挛疼痛等。因此，建议男女在房事开始之前，便可以准备一些温开水，可根据个人情况，水中放一些蜂蜜或红糖，事后饮用既可以解渴消热，又可以更好地恢复体力。

其次，切忌吹凉风。男女交合之后，是身体比较虚弱的事后，体温调节能力会减弱，免疫力也会降到低点，此时吹风，极易风邪入体引起感冒；同时，此时吹冷风会让汗腺排泄孔突然关闭，让汗液无法流出，对身体损害较大。

事后速昏睡，醒来更加累

一般来说，男性总会借着事后的疲惫感倒头就睡，以为这样会消除疲劳，而有可能将疲劳感延伸到次日。男女交合并达到高潮，人体交感神经处于高度兴奋，性激素分泌旺盛，此时不仅是双方的性器官在"恢复工作"，心脏、肝脏、肺脏、皮肤等都参与其中。建议经过十几分钟的休息后，适当伸伸腿、弯弯腰，有助于解除疲劳。这就如同跑完步后需要慢慢走一走，而并非直接躺下休息是一个道理。

除此之外，男子房事活动后立即入睡，对女性不够尊重，很容易给之前的"勇猛"好感大大减分，此时若能做些许爱抚、亲吻、情话等疼爱的表达，会让女子的幸福感加深。

简而言之，房室结束的这一阶段虽然时光短暂，但却是房室养生的重要环节之一，正所谓"行百步者半九十"，千万不要在房室之前、房室之中都做得非常完美，而却因为"善后工作"做得不够，而影响了整个房室的效果。

 小贴士：

马上风与胯下风

马上风，又称"房事猝死""性猝死"，即男性由于性行为引起的意外突然死亡，中医称之为"脱证"，民间俗称"大泄身"。马上风不仅指正在进行性行为，或高潮的瞬间时突然死亡，也包含在过度性行为之后力竭而亡，这种病证虽然通常没有预兆，但多发生于患有心脑血管疾病的人身上。高度兴奋的性生活引起心跳加快、心肌缺血，从而诱发严重室性心律失常而猝死。中老年由于高血压、动脉硬化发病率较高，可以引起脑出血等。有夫妻拥抱接吻搂住颈部，用力过大可以造成颈动脉窦受压窘迫症，严重可导致反射性心搏骤停致死。男性发病死亡称为"马上风"，女性称为"胯下风"。

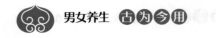

八 华佗施治花柳病（结毒科）

花柳病，是中国古代对"性病"的一种雅称，据传这一称呼出自李白诗句"昔在长安醉花柳，五侯七贵同杯酒"。古人认为其病根在于长期嫖妓宿娼，寻花问柳，性交对象泛滥，性交频率过高且不注意卫生所致，为房室养生最大的"劲敌"之一，也是历代医学家长期攻克的难题。

中国最早记载花柳病是东汉末年的《华佗神医秘传》，此医学经典于1920年在安徽亳州藏书家姚氏墨海楼的故纸堆中被发掘。按书中所言，当时华佗认为性病是因为男女结合，阴阳相交之时，不慎引毒邪之气入体所致，因此将性病命名"结毒"，也开创了中医历史上的结毒科；书中还记载着华佗根据自己行医多年所遇各种花柳病的症状，以及对症开具的15剂药方，其中"即已脱落者，亦能重生"之言，让后世叹为观止。

华佗对花柳病的研究与施治，离不开汉末社会背景。秦汉之时，房室养生的核心是"夫妻之间如何过好性生活"，即便是帝王将相，关于房中术的著作言论也只限于夫妇之间，特别是《天下至道谈》中的"七损""八益"等，都是通过房室活动达到养生保健的作用。然而，汉末之后，魏晋之时，房中学术陡然而变，从秦汉之时的节欲保精，演化为纵欲闭精，甚至提出"采阴补阳，御女多多益善"的观点，就连药王孙思邈的《千金要方·房内益补》也不能免俗，其中载有"但能御十二女而不复施泄者，令人不老，有美色；若能御就是三女而能自固者，年万岁矣……"的章句。甚至有些方士还抓住了帝王想要"长生不老"的心态，为了赢得信任与金钱，将房中术称作一种修仙术，还提出"黄帝御一千二百女而登仙""西王母饲八百童男"等荒谬之言，引得整个社会从上到下都将"房室活动"当作娱乐和儿戏，勾栏瓦舍泛滥，淫乐之事弥漫，甚至男女之间为满足性欲，服药、器具等皆属寻常，以致性病广为爆发。

华佗为汉末名医，曾被多位君主欲以招募麾下，但其立志行医世间，辨析天下疑难杂症。史学者推断，东汉末年，华佗在游历行医时，发现无论是达官显贵，还是坊间庶民，男女生殖器多出现疮疡疹斑等症状，而且患者数量与日增多。华佗为大量患者施治后总结规律：达官显贵病患人群里，练习"御女修仙之术"者众，生活清简者寡，不喜房事者无；平民患者人群中，流连娼妓者众，妻妾成群者寡，鳏鳏孤独者无；勾栏瓦舍中娼妓则多患其症。由此，华佗认为此病症根源为"阴阳结合，毒邪入体"所致，遂取名"结毒"。

《华佗神医秘传》所记载医治结毒十五方如下：

1.治白浊神方

桑螵蛸（炙），白龙骨。

二味等分为末，空服盐汤下二钱，日三。

2.治赤浊神方

菟丝子，麦冬。

等分为末，蜜丸梧子大，盐汤下，每服七十九。

3.治赤白浊神方

石菖蒲、萆薢、益智仁、乌药。

四味各一两，水煎八分，温服，以瘥为度。

4.治秽疮风毒神方

土茯苓三斤，生黄芪一斤，当归八两。

先以水三十碗，将土茯苓煎汤，取黄芪、当归拌匀微炒，干磨为末，蜜为丸。白汤下三钱，日三，一剂当效。

5.治秽疮初发神方

胆矾、白矾、水银。

各等分捣研，至水银不见星为度，入香油、唾津各小许拌匀。坐于帐内，取药涂两足心，以两手心对足心摩擦良久。再涂再擦，旋即覆被安卧取汗，或俟大便去垢出秽涎为度。每次强者需四钱，赢者二钱。续行三日，内服药同上条，并时行澡洗。

6.治秽疮结毒神方

麦冬三两，甘草一两，桔梗、黄芩、连翘、贝母、寒冷水石（研细末）各三钱，土茯苓、夏枯草各二两。

先以水三升，煎各药得一升半，乃调寒水石末温服，一剂瘥，二剂效。即已经鼻梁脱落及前阴溃烂者，亦能见效。

7.治秽疮鼻柱将落神方

人参一两，麦冬三两，金银花三两，桔梗一两，苏叶五钱，甘草一两。

水五碗，煎取一碗，一剂能辨知香臭而不落矣。

8.治秽疮前阴腐烂神方

金银花半斤，土茯苓四两，当归、熟地各二两，黄柏一两，山茱萸三钱，肉桂二钱，北五味子一钱。

捣末，每日沸水调服一两，能阻止前阴溃烂。即已脱落者，亦能重生。

9.治秽疮成圈神方

本症因疮发已久，行将结痂，复犯房室，遂致作痛生圈。治宜大补气血。

内服：人参、茯苓、甘草各二钱，当归、白术、黄芪各三钱，熟地、土茯苓各五钱，川芎一钱，柴胡五分，肉桂三分。

以水煎服，约十剂，当瘥，虚甚者以多服为妙。

外用：人参、粉霜、甘草、轻粉、丹砂、槐米各一钱，石膏二钱，龙脑三分。

共研细末，猪胆调搽，极效。

10.治秽疮生癣神方

为女子感染男子余毒而生者，或疮已告瘥，因偶食牛肉，或当风洗浴，或房室过劳，遂致肤上毒结不散，因而生癣。其候或血干而起白屑者有之，或肉碎而流红水以致淋漓臭秽者有之。

内服：天花粉、威灵仙、胡麻、槐角、甘草各二钱，生地黄、麦冬、天冬各三钱，当归、黄芪各五钱，柴胡、乳香末各一钱，荆芥一钱五分，白鲜皮一钱。以水煎服，约须十剂。

外用：黄柏、雄黄各二钱，孩儿茶三钱，没药、轻粉、粉霜、枯矾各一钱，丹砂五分，龙脑三分，蜗牛十个。

共为末，猪胆调搽，日数次，三日渐愈。

11.治翻花秽疮神方

内服：黄芪一两，土茯苓二两，白芍、茯苓各五钱，人参、甘草各三钱，当归、白矾各二钱。

水煎服四剂，重者十剂。

外用：粉霜、轻粉、龙脑、黄柏（炒）、胡粉各二钱，百花霜、黄丹（水飞）、生甘草各三钱，蚯蚓粪（火焙干）一两。

各研细末，点搽自愈。

12.治阳性秽疮神方

秽疮有阴阳性之分，凡色红作痛而高突者，是为阳性。治宜补气之药，佐以化毒之味。

人参、白术各五钱，甘草、茯苓各三钱，半夏一钱，陈皮五分，土茯苓、金银花各一两。

以水煎服，十余剂瘥止，外用搽药详下。

13.治阴性秽疮神方

本症之候与前症相反，即色虽红而低陷，且患部不痛不痒。治宜补血之药，而辅以消毒之品。

内服：熟地、当归各五钱，川芎、茯苓、甘草、天花粉各二钱，白芍一钱，金银花、土茯苓各一两。

水煎服二十剂。

外用：丹砂、粉霜、轻粉、甘草各一钱，雄黄二钱，孩儿茶三钱，露蜂房（烧灰）五分，龙脑三分。

各为细末和匀，猪胆调搽自愈。前症亦可用此药搽之。

14.佗治下疳神方

初期内服：生黄、土茯苓各三两，生甘草三钱。

水煎服数剂。

外用：轻粉、乳香、百草霜各一钱，孩儿茶三钱，黄柏五钱，水粉、龙脑各三钱。

共为末，猪胆调搽。

15.治鱼口神方

雄黄、乳香各二两，黄柏一两。

共为细末，用新汲水调敷，肿处自消。

华佗对结毒科的记录、总结与施治，成为性传播疾病领域探索的先驱，不仅对汉末性病的蔓延起到了良好的抑制作用，也为后世研究、治疗性病提供了有价值的病案与方剂参考，为房室养生学提供了强有力的健康保障，但因时代的局限性，有些方剂已经"过时"。随着时代的进步，临床中医学也有了中医性学，将性传播疾病做出了更加明确的分类与规范，归于淋证、带下、霉疮、疣目等。若因性生活不洁，性器官出现分泌物、瘙痒、疼痛、红疹、赘生物等症状，应及时就医，避免错过最佳治疗时间。

小贴士：

世界首部梅毒专著

明代陈司成1693年完成了世界第一部梅毒专著《霉疮秘录》，认为梅毒是通过不洁交媾所致，妓院是主要的传染场所。本书详细论述了梅毒的接触传染、间接传染以及各期梅毒和先天性梅毒的症候等。明确指出梅毒不仅可直接遗传传染，且能隔代相传。应用汞剂和砷剂，如生砒、轻粉、朱砂、水银、生生乳（砒制剂）等进行治疗，在梅毒治疗史中开创了最早使用砷剂的先河。

明代医家陈实功著《外科正宗》，其在"杨梅疮论"一篇

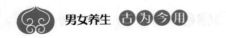
中，对梅毒的病损证候、诊断、治法、主方等都有深刻的认识和见解。清初名医傅青主著《青囊秘诀》，对梅毒的诊治更为详尽，书中录有他自制方药不少于十二种，有补虚泄毒的、有内消火毒的、补中有泄的、专治鼻毒的等，且多有一定效果。

西方历史上治疗性病的奇葩方法

1.古埃及：《古代到文艺复兴时期的性病史》记载，用檀香油来治疗尿道感染，还用药草、大蒜制成的药膏，部分埃及医学用法术和咒语驱赶"恶魔"。

2.古希腊：古希腊和古罗马人都明白性病的危害性，特别是性工作者所面临的风险，他们常常用油冲洗、清洁生殖器预防传染。公元1世纪，罗马医学作家科尼利厄斯·奥卢斯·摄尔修斯在一篇医学论文中写到，古希腊用热铁烧灼所有的疱疹，进行消毒。

3.意大利：意大利萨勒诺的罗杰（Roger）在医学史上是个大人物，曾经研究性病，建议患者采用水蛭疗法，让水蛭附在身上吸血。

西方奇思妙想的方法，现在看来确实缺乏科学性，与中国传统医学比起来简直有天壤之别。

第六章

房室按摩 幸福有道

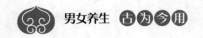

一 按摩睾丸，促睾固精

　　睾丸，传统医学称之为"外肾"，是男性标志性器官，也是男性产生精子，分泌男性（雄性激素）荷尔蒙的重要部位，更是男性性欲望的发源地。通过按摩睾丸、刺激外肾，可温肾补阳、固精强身，对阳痿、早泄、遗精、性冷淡等症状都有一定的改善，甚至可以延缓男性衰老，进而达到延年益寿的功效。

手法一：托睾圈阳

　　1.自然平躺，双腿分开，双手搓热；左手托住睾丸，右手沿肚脐周围顺时针搓圈，共搓81圈。

　　2.左右手互换，左手按逆时针搓圈，同样81次。

　　要点：可边搓圈边默念口诀："一兜一搓，左右互换，九九之数，其阳不走。"

手法二：托茎理精

　　1.自然躺平，盖上被子，双腿分开，双手搓热；左手按于丹田处，右手食指与拇指将阴茎托住，固定在虎口；其余三指轻轻揉捏睾丸，默数81次。

　　2.双手重新搓热，左右手互换，揉捏同样次数。

要点：手法需轻柔，节奏缓慢而均匀，切忌轻重快慢随意而为；若有勃起欲望，可暂缓按摩，克制之后再继续。

手法三：左右开弓

1.自然平躺，双腿分开，双手搓热后分别握住两侧睾丸，缓缓揉捏。

2.待睾丸微热后，以中指、食指托住两侧睾丸，用大拇指轻轻按在睾丸上侧，三指轻轻搓捻睾丸50次。

要点：力度轻柔，但要有一定压迫感，以睾丸感觉微微酸胀，有一种舒适的微小疼痛为佳。

手法四：提拉搓擦

1.左右开弓之后，双手分别轻轻捏住两侧睾丸，缓缓用力向外提拉50次，手指不要松开。

2.左手兜住整个阴囊，右手小鱼际搓擦同侧腹股沟下侧50次以上，发热为佳；左右互换，进行同样操作。

要点：提拉时注意是提拉睾丸，而不是提拉外皮；搓擦时注意不要击打到睾丸，一定要搓擦出热度，方才有效。

睾丸作为男性重要生殖器官，是保健的核心部位。经过合理的按摩刺激之后，有利于睾丸保持弹性，延缓衰老，有益于维持性与生精功能，让男性在房室活动中意气风发，同时对整个身体的健康都有裨益。

从睾论治

数千年来，中医围绕着肾，补了千年的阳、滋了百年的

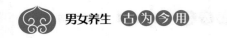
阴、泄了几十年的实，一遇阳痿，万变不离其肾。北京中医齐来增1984年创立北京首家中医男科，在男科诊疗独辟蹊径，创立了从睾丸论治学说。《内经》提出"胞中"一词，后世医家认为：女子"胞中"为子宫，那么男子"胞中"当为何物？齐氏认为：男子"胞中"应包括前列腺囊、前列腺、精阜、精囊、输精管、睾丸及附睾，女子"胞中"当含子宫、输卵管、卵巢。

齐氏认为：睾丸化生生殖之精；主男子性事，乃是毋庸置疑的不争之实。其谁曰否？！故男子的精病，功能性疾病当以治睾丸为圭臬。即《内经》"茎垂者，身中之机，阴精之候……"睾丸造化生殖之精，其质为阴，其用为阳，用以质为基，质为用之本，睾之阴精盈满则神机强。睾丸生腹之外，喜清凉恶温热。不类卵巢留腹之内喜温暖恶寒凉，女多宫寒之症。故治睾多以补睾之阴精，令基础雄厚，其作强则健。促进维持"伎巧出焉"。睾之精气溢于冲脉，荣润鬓须，强健肌体。临床所见性功能衰减及少弱精子症，多以睾精不足为多见，若治以壮阳温燥可令生精障碍或阳事萎弱！

二 按摩肛窍，射精有力

肛窍，就是肛门，传统医学称之为"后阴"，是五谷残渣导出体外的最后通道，故而又称"谷道"。

按摩肛窍最常用的方法便是"提肛运动"，中医称之为"撮谷道"（撮：聚合）。唐朝医学家孙思邈推崇此法，他在《枕中方》一书中规劝世人"谷道宜常撮"，甚至还有"日撮谷道一百遍，治病消疾又延年"的传世名言，活到89岁的乾隆皇帝也是撮谷道的实践者。撮谷道是对"会阴穴"的提松和升降，会阴穴是任、督二脉起始之处，任脉主阴向身前行走，督脉主阳向身后行走；随着会阴穴升降开闭，可引动元精自尾闾关沿脊椎督脉上升入脑，然后再从身前任脉下降入腹，形成一个小周天的循环，对身体有益。另一方面，中医自古有"肾司二便"的理念，提缩肛门能帮助督脉更加通畅，进而起到益气补肾的作用，对男女房室功能均有益处。

方法一：收缩括约肌（基础动作）

正姿端坐，缓缓收缩尿道、肛门括约肌（女性同时收缩阴道），收紧后坚持3~5秒，然后缓缓放松；每日练习2~3组，每组50次。

方法二：抬臀缩肛

正面仰卧，双腿屈起，以肩膀（熟练后可以头部）与双脚为支点，将臀部缓缓抬起的同时收缩肛门，达到顶点后坚持2~3秒，缓缓落下时放松肛门；每日晨起、睡前各一组，每组20次。

方法三：呼吸提肛

正面仰卧，全身放松，双手叠起置于丹田，做腹式深呼吸；吸气时提肛，呼气时松落；每日2~3组，每组15次。

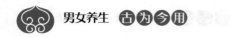

方法四：夹腿提肛

正面仰卧，左腿在上，右腿在下，双腿交叉，大腿连接臀部用力夹紧，随之逐渐上提肛门，坚持5秒后缓缓放松；双腿互换，其他动作不变；每日2～3组（左右腿各一次为一组），每组15次。

方法五：坐立提肛

正坐床沿，双足交叉踩地，双手叉腰，起身站立同时收缩上提肛门，坚持5秒钟，缓缓坐下后顺势放松肛门；每日2～3组，每组15次。

方法六：顶足收肛

自然站立，双脚交叉，双手叉腰；脚尖用力上顶，同时提缩肛门，坚持5秒钟后还原；每日2～3组，每组15次。

除了常规"撮谷道"的方法之外，也可以直接按摩肛窍周围如"会阴穴"等穴道，同样可以促进肛周血液循环，对保持二便通畅，延缓衰老有很好效果。

方法一：按揉长强

俯卧，双手背于身后，用一手的指端按揉长强穴；每日晨起、睡前各一组，每组揉按30次，有疏通督脉，止泻通便的功效。

方法二：勾按会阴

正面仰卧，双腿分开，左手托起睾丸，右手中指指端勾按会阴穴；每日晨起、睡前各一组，每组揉按30次。有沟通任督二脉、调和阴阳、疏导肾气的功效。

方法三：点叩腰奇

自然站立，用一手中指指端点叩腰奇穴；每日三组，每组20次。有治疗便秘、头疼、失眠的功效。

方法四：力推尾椎

自然站立，双手放置背后，食指、中指并拢，自长强穴沿尾椎骨向上直推腰椎，然后反向推回，以发热发胀为宜；每日两组，每组50次。

小 贴 士：

凯格尔运动

凯格尔运动，也叫提肛运动，1948年美国的阿诺·凯格尔医师发现并公布，由重复收缩放松对部分的骨盆肌肉（PC肌）进行锻炼，对预防女性的子宫脱垂、产后康复、"漏尿"、痔疮、脱肛、便秘，男性的前列腺疼痛、慢性前列腺炎和良性前列腺增生症等病症有一定的疗效。对于增进性功能，帮助减少过早射精也有辅助治疗作用。一般早晚练习5～10分钟，吸气时收缩，吐气时放松，平躺、办公、步行时都可以。国内的西医还有心理专业的专家，尤其是网络平台的小视频都在推崇凯格尔运动。

其实，凯格尔运动就是中国古代房室养生术中的"提肛"运动，《十问》就有"疏股，动阴，缩州（紧缩肛门）"的记载，即民间常说的"提肛"，道家称"搭鹊桥"，古人称"搓

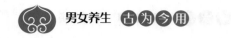

谷道"。"日搓谷道一百遍，治病消疾又延年"。唐代孙思邈在《枕边书》中劝世人"谷道宜常搓"，乾隆也是"搓谷道"的实践者。

魄门及经络

魄门，即肛门，《素问·五脏别论》中记载："魄门亦为五脏使，水谷不得久藏。"王冰注"谓肛之门也。内通于肺，故曰魄门"。

魄门有两重含义。其一，大肠与肺互为表里，肺藏魄，则大肠之末端（肛门）为魄之门户，人体气魄充足，则大肠通达，排泄顺畅，肛门紧致；若气魄不足，则大肠有损，同时气魄难留，肛门松散。其二，人吃完食物后，经过口腔、脾胃、小肠消化，其营养为"清（阳）"，滋养身体，糟粕为"浊（阴）"，排出体外，而肛门为阴之末端，排除糟粕。

民间传言，人有"三魂七魄"，当人生命即将终结之时，魂从口鼻而出，魄从肛门离去。所以，中国部分地方有习俗，老人即将寿终之际，塞住肛门，魂飞魄不走，可多挽留些时间。

魄门与人身体众多经络也有着密切联系，其大致如下：

1.联属手太阳肺经

孙景思曰：肛门者，肺之下口也，内通于肺，曰魄门，肺与大肠为表里，故肺实则大肠热，热则秘结，肺虚则大肠寒，寒则脱肛。《素问》曰：肺咳不已，则大肠受之，大肠咳状，咳而遗矢。王海藏曰：贲门上主往来，魄门下主收闭，故肺与大肠为通道。

2.又属手阳明大肠经

《素问》曰：大肠者传道之官，变化出焉。注：传道，谓传不洁之道。变化，谓变化物之形。王海藏曰：年高虚人，大肠燥结，不可过泄者，脉浮在气，杏仁、陈皮主之；脉沉在血，桃仁、陈皮主之。所以俱用陈皮者，以手阳明与足太阴，俱为表里也。朱丹溪曰：大肠为邪坠下之重，其重至圊后不减；大肠虚滑不收之重，其重至圊后随减，以御米壳等涩剂，固其滑，收其气，用亦愈也。

3.又属足太阳膀胱经

《灵枢》曰：足太阳之正，别入腘中，其一道下尻五寸，别入于肛。《中藏》曰：下焦实热则小便不通，大便难苦重痛；虚寒，则大小便泄下不止。李东垣曰：防己，大苦寒纯阴，泄血中之湿热，通血中之滞塞，补阴泻阳，助秋冬，溺春夏之药也。下焦有湿热，通血中之滞塞，补阴泄阳，助秋冬，泻春夏之药也。下焦有湿热，流入十二经，以致二阴不通，方可审用；若上信湿热，则不可用。陈良甫曰：藏府气实，皆生于湿热，随所停处而成病。故热结于大肠，则大便不通；热结于小肠，则小便不通；若大小肠俱热所结，则烦满，而大小便俱不通也。

4.兼属足少阴肾经

《灵枢》曰：厥气走喉而不能言，手足清，大便不利，取足少阴。《素问》曰：北方黑色，入通于肾，开窍于二阴，畏湿。王太仆曰：肾气化，则二阴通，二阴闭，则胃填满。盖肾者，胃之关也。王海藏曰：以在下言之，则便溺俱阴；以前后言之，则前气后血；以肾言之，则总主大小便难。溺塞闭结，

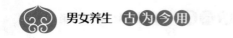
俱为水少。经言：热淫于内，治以咸寒，佐以苦辛。故用芒硝、大黄相须为使。戴复庵曰：每日五更初洞泄者，此病在肾分，米饮下二神丸，或合五味散，名为四神丸，治之尤妙。

5.又属足太阴脾经、阳明胃经

《灵枢》曰：厥而腹中毅毅，便溲难，取足太阴。《素问》曰：仓廪（林）不藏者，门户不要也。注：仓廪谓脾胃，门户谓魄门，要谓禁要也。王海藏曰：汗多、胃热、便难，三者皆因燥热而亡津液，即所谓脾约症也。经云：燥者润之。故张仲景用麻子仁入足太阴、手阳明，以润二经之燥，肠结可通也。张洁古曰：藏府之秘，不可一概治疗。胃实而秘者，能饮食，小便赤，当以麻仁丸主之；胃虚不能食，小便清利，厚朴汤主之。实者秘物也，虚者秘气也。戴夏庵曰：痢疾，古名滞下，以气滞成积，积以成痢，治法当以顺气为先，须当开胃，故曰无饱死痢疾。

6.又属足厥阴肝经

《灵枢》曰：足厥阴所生病者，胸满，呕逆，飧（孙）泄。又曰：阴络伤，则血内溢，血内溢，则后血。刘河间曰：大便涩滞，由火盛制金，不能平木，肝木生风，风能胜湿，热能耗液故也。

日叩百齿 精力充沛

叩齿，又名"叩天钟"，是一项非常传统的养生功法，晋代玄学家、养生学家，高平山阳人（现山东金乡县）张湛就主张"常梳头，叩百齿"。金乡一带至今还保留着这一传统，也有"朝暮叩齿三百六，七老八十牙不落"的谚语。其实，经常叩齿不仅能强健牙齿，也能锻炼到身体其他器官，尤其是对男性强肾固精有非常好的效果。

中医认为，肾乃先天之本，是人体藏精之处；肾主骨生髓，齿为骨之余。《黄帝内经》中有"肾气实，齿更发长；肾气盛，精气溢泻"的记载。随着年龄增长，牙齿松动，而后开始脱落，这些都是肾气衰竭的表现。由此可见，牙齿是人体肾气入骨，骨健髓满的表征，所以叩齿运动可以经过骨骼传导，反向刺激肾脏经络，充实肾气。

三国时期的魏武帝曹操注重叩齿养生，据传，当时曹操得知有一位名叫皇甫隆的老者，年过百岁仍体力不衰，不仅耳聪目明，中气十足，而且依然可以房室活动，曹操心生羡慕，亲自前往寻访请教。皇甫隆对曹操说道："人当朝服食玉泉、啄齿，使人丁壮有颜色，去三虫而坚齿。玉泉者，口中唾也，朝旦未起，早漱津令满口乃吞之，啄齿以二七遍，如此者名曰炼精。"其大意为：每天早上充分漱口，使唾液满口后吞下，然后叩击牙齿。曹操以其方法锻炼一段时间后，不仅食欲大振，精力充沛，而且起夜的情况也逐渐减少；后又坚持一段时间，精气神明

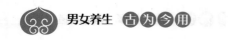
显提高，脸色也红润起来。除了三国时期的曹操之外，唐代医药学家孙思邈，清代著名帝王乾隆，都非常推崇"叩齿功法"。

练习叩齿的法门众多，基本而言，只要是次数适中，节奏适宜，力度到位，坚持规律即可。本文以传统的练习方法为推荐，各人可根据自身实际情况，稍做调整：

1.安神定心，目视前方，口唇微闭；先叩击上下门齿30次，力度以牙印有微麻的感觉为宜；再叩击上下磨牙30次，力度以叩击完毕时感觉后槽牙咬到一点东西为宜。

2.叩齿结束后，轻轻咬紧牙关，将两腮鼓起，如同含住满口的水一样；此时做漱口动作，舌头也同时在口腔中搅拌；待口中津液增多，分三次吞咽入腹。

除此之外，《黄帝内经》中有云"肾开窍于耳"，中医也有"耳为肾之官"的说法。因此，在练习"叩天钟"强肾固精的同时，不妨也练习"鸣天鼓"，即对耳朵进行按摩。首先，自然正坐，双手抚摸耳朵，揉搓耳垂，使耳朵发热，这是为了促进血液循环；然后，双手掩耳，用食指、中指和无名指分别敲击脑后枕骨15次，使之发出鼓鸣声；最后，双手顺势摩擦脸庞，回归自然。

无论是"叩天钟"还是"鸣天鼓"，除了对肾脏系统的呵护滋养之外，这两种功法都是在头部与面部进行，所以也可以同时促进面部血液循环，增加大脑的血液供应，使皱纹减少，起到延缓衰老的作用。

展龙龟

展龙龟，是中国古代房中术"护根强性"的一种练习方法。明代洪基所著《摄生总要·种子秘剖》中有所记载。其大意为，每日子夜时分，盘腿静坐，腹内忌饱，衣着轻便，凝神静气，舌抵上腭，闭气咽津；双手搓热，左手兜住阴囊，右手至丹田处，后围绕肚脐按压摩擦81圈；双手再次搓热，交替重复；完毕后，左右手分别以中指、食指夹住阴茎根部，往左右大腿摔打龟头，次数81次，一日2～3次，长期练习，有增强性功能之效果。2010年Vardi等报道低密度体外冲击波治疗对血管源性ED有显著的改善勃起，但费用不菲，展龙龟虽没有冲击波的效果，但却有一定的作用。

四　十一秘式，增强性功

房室活动，为夫妻二人私密之事，古时候男尊女卑，房室按摩手法时，往往"女子为男子服务"。如今崇尚男女平等，讲究和谐之道，但难免会阴阳失衡。本节列举房室养生按摩的十一种方法，借鉴先贤医者的智慧，推荐夫妻根据彼此需要，参考其中要义互相按摩，以便于增进夫妻感情，共同促进房室和谐的目的。

方法一：横搓命门

一人伏卧在床，全身放松；另一人坐于其身侧，将双手搓热后，平

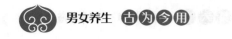

放在前者腰间命门穴，然后以快速手法横向往返搓擦，以前者小腹有微热感为佳。

这一手法切忌纵向（与被按摩者脊柱同向）按摩，也不可按压、拍打，可将被按摩者的腰部当作另一手掌，以摩擦手掌的力度即可。

方法二：拿捏足三阴

一人仰卧在床，全身放松；另一人坐于其足下，双手分别捏住其双腿下肢内侧的足三阴经，沿着经络均匀用力，徐徐施力拿捏，从腹股沟起始，一路向下拿捏至内踝，往返3～5次为一组。

这一手法起初需将节奏放缓，旨在寻找足三阴经的走向（为便于初学者易记经络走向相当于内侧裤缝），待熟练后可以稍稍加快，并在提拿时加入"揉、捻"等动作，对疏导经络更为有效。

方法三：一指通天

一人自然正坐，另一人站其身后，以食指或拇指指端向其百会穴施力，点按1～2分钟后，休息几分钟，再按1～2分钟；第二次点按时可加入微颤的按摩手法，以前者感觉有温热感由头顶通向背后，下散双腿为宜。

这一手法切记用力要由轻及重，由浅入深，力度以被按摩者的感受随时调整；间歇时可起身活动一下，促进气血流通。

方法四：按摩脚心

一人仰卧床上，全身放松；另一人坐于其脚下，一手托起前者一只脚踝，另一手握拳，以中指手骨捶打其脚心（涌泉穴）100下，再换另一只脚。

这一手法需动作缓和连贯，力度适中，敲打完毕后被按摩者会感到脚底发热，可在晨起后与就寝前分别进行一次。

方法五：按摩睾丸

男子仰卧或站立，裸露阴部，全身放松；妻子以拇指、食指、中指轻轻揉搓其睾丸，晨起睡前各一组，每组81次。此法也可男子自疗，按摩完毕后，在睾丸上轻轻敲打3～5下，帮助其舒缓放松。

这一手法重在坚持，以3个月为一疗程；由于男子睾丸较为敏感，所以按摩时力量由轻及重循序渐进，以男子感觉略受压力，微胀酸爽为佳。

方法六：环揉穴位

一人仰卧（或俯卧）在床上，另一人选定其穴位（肾俞穴，命门穴，中极穴，涌泉穴，三阴交穴），以手指指尖按住其穴位，手指不离开穴位的前提下，按住皮肤连动皮下肌肉一起做小圆环运动。每个穴位可做81次，以被按摩者感觉穴位酸胀，有温热从穴位渗入体内为宜。

这一手法需要按摩者找准穴位，之后保持按压力度不要松懈，环揉时切勿变成"摩擦"；多个穴位无须按照固定顺序，感觉舒服的穴位可以多按。

方法七：扪按穴位

一人仰卧（或俯卧），另一人选定其穴位（与方法六相同），以拇指指尖深深按压皮肤及皮下组织，根据被按摩者体质所能承受调整力度大小，通常一个穴位需坚持1～2分钟，以被按摩者感觉穴位酸胀，有温热从穴位渗入体内为宜。

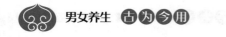
这一手法需要按摩者保持一定力度，扣按期间不可松懈力量，若被按摩者身体受力，也可用手肘按压。

方法八：揉拿手三阴

一人正坐或仰卧，另一人在其身侧，一手握住其腕背，一手的拇指与四指呈钳状，顺着手三阴经（手太阴肺经、手少阴心经、手厥阴心包经）的肩部，一路揉拿到腕部；双手各三次为一组，一日三组。

这一手法切忌偏离手三阴经，不可斜行、间隔、忽快忽慢，力度适中，揉按皮肉，拿捏经筋，被按摩者感觉酸胀舒爽为宜。

方法九：运运颤颤法

一人正面仰卧，全身放松；一人上肢放松，五指并拢伸直，双掌重叠，平放于腹部，双手保持微微颤动，在其腹部运动揉按，边颤边动，持续1~2分钟。

这一手法需要按摩者有很好的控制能力，力度以被按摩者感觉腹内舒爽为宜，运动到被按摩者有痛感的地方，可以稍作停留多颤一会。

方法十：点三脘开四门法

一人正面仰卧，全身放松；另一人先将双手搓热，然后推揉、摩擦其腹部，使其腹部温热，气血活络；后用食指、中指、无名指分别对准其上脘、中脘、下脘三个穴位，点戳按摩；再用食指、中指、无名指、小指分别对准幽门、章门、期门、梁门四个穴位，点戳按摩。

这一手法难点在于找对穴位，起初可以放慢节奏，待熟悉穴位后切记操作时要持续着力，尽量一气贯成。

方法十一：按摩会阴

正面仰卧，以中指指端按压会阴穴；用力时提缩肛门，吸气收腹；卸力时松落肛门，呼气还原；一紧一松为1次，50次为一组，一日两组。

这一手法为自己按摩，可盖好被子进行，既能保温防风，又可保证私密。呼吸、提肛等动作要配合到位，效果方才明显。

小贴士：

功法练习注意事项

功法练习，多数人注重动作、力道、幅度，包括练完后身体出汗等效果，却忽略了注意事项。

首先，注意呼吸。传统功法通常都会配合一定的呼吸技巧，俗称吐纳。俗话说"外练筋骨皮，内练一口气"，正确的呼吸技巧不仅是配合体能，重要的是让气血保持流畅，让整体功法成为"有氧运动"，与跑步、游泳等都注重呼吸一样。

其次，注意环境。古人练习功法，多选择清晨，这是因为清晨为"阳之升"，能与人体机能相迎合。地点多选择山中、林间，空气好且静谧。少数选择饭后夜晚练习，可缓解一天疲劳，吐故纳新，便于入睡。

最后，注意心境。几乎所有功法都会从"预备式"或者"起势"开始，是为了让练习者放松精神，心态平稳，集中意念。传统功法讲究"意行在先"，如果心境乱了，意念不纯，即便动作做得再好也事倍功半。

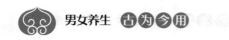

五 提擦搓颠，壮阳补气

房室养生保健，重在持之以恒。人们生活在快节奏的社会中，通常很难每天有固定的时间，合适的空间进行锻炼，更何况是专项的房室养生了。因此，一些简单而实用，在床上晨起与睡前就可以独立完成的保健动作，越来越受到大众青睐。

"提擦搓颠"是传统医学根据男子性器官的结构，重点针对阴囊的按摩方法。按摩阴囊可促进血液循环，利于睾丸新陈代谢，延缓性衰老，对阳痿、早泄，精子的活力有一定的好处。

一提：自然站立或正坐，吸气提肛，提肛时整个下体同时用力，带动睾丸也向上提起，坚持2～3秒，呼气时放松，24次为一组。

二擦：正面仰卧，左手将阴囊上翻，右手用食指、中指在阴囊上轻柔画圈摩擦，共画36圈；感到舒适后，由阴茎底部轻轻向上摩擦，直至马口，再向下摩擦回阴囊，来回3次。

三搓：正面坐卧，先将双手搓热，然后掌心相对，轻轻揉搓阴茎和阴囊；来回揉搓36次，呼吸保持均匀。

四颠：正面仰卧，右手托住阴囊，向上轻轻颠动，使阴囊内的睾丸有微微跳动的感觉；起初以12次为一组，持久后可增加到24次，最终练至36次为一组；由于睾丸敏感，切记不要过度。

练习"提擦搓颠"四部按摩法，均为晨醒和睡前各一组即可，不宜过度频繁。此外，按摩时需尽量排除杂念，若在按摩阶段阴茎勃起，可稍作停止，待恢复自然状态后再次进行；尤其注意按摩力度，以感觉舒爽活微有酸麻为宜，切记不可用力过大，以免对阴囊及睾丸造成伤害。

根据传统的"提擦搓颠"按摩法，后世中医学者根据临床经验，针对中老年男子性功能早衰，延伸出"拓拉推揉捻"按摩法。

一拓：正面仰卧，双腿分开，身体放松，左右双手分别伸出食指与中指，沿着阴茎根部左右两侧的腹股沟，轻柔缓慢地向四周拓宽，使沟宽能够达到2~3指，深度达中指第二节弯曲处，拓5~6次。

二拉：保持正面仰卧，一手握住阴茎，轻轻向上拉动，根据个人受力情况，力度可以逐渐加大，但不可造成疼痛感。

三推：保持正面仰卧，一只手向上拉住阴茎，另一只手轻柔将阴囊拽向腹股沟，然后轻轻将睾丸推入其中；起初或许有些困难，多加练习后应当不难完成，最后应达到"稍用力可将睾丸推入，放松时可使睾丸滑出"的效果。这一按摩主要是锻炼睾丸与精索。

四揉：当睾丸推入腹股沟后，顺势用掌心捂住，并用手指在阴囊上轻轻揉动10次，促使睾丸得到充分按摩，激发睾丸活力。

五捻：用拇指与中指捏住阴囊内的精索，轻轻逐段捻动，反复数次；再用拇指与食指捻动阴茎根部，以酸胀麻酥，却无疼痛感为宜。

练习"拓拉推揉捻"切忌心情急躁，用力过猛，一定要顺其自然，缓而图之。

拉宗筋

宗筋，最早出自《黄帝内经》，通常指前阴部。《素问·厥

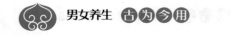
论篇》中便写道"前阴者，宗筋之所聚"；唐代医学家王冰也在《素问注》中写道：（宗筋）阴毛之中，横骨上下之坚筋也。上络胸腹、下贯髋尻、又经背腹上头顶。而另一种狭义的说法，宗筋便是男性阴茎，《素问·痿论》曰："宗筋弛纵，发为筋痿。"《灵枢·五音五味》也有"宦者，去其宗筋，伤其冲任"的记载。

此处所谓的"宗筋激活"是取狭义解释，即男性适当锻炼自己的阴茎，也称之为"龙根激荡术"，属于民间称之为"龙阳金丹功"其中的一个小功法。据道家陕西佳县白云观第22代传人、珠海市性学会秘书长刘丽娟介绍，此功法第一步：先调心调身调息，使身心息合一，进入收心修身静心状态；第二步：骨盆摇摆，激活骨盆气血经络；第三步：激荡宗筋，激活宗筋经络与气血；第四步：引导冥想，进入意念状态，使宗筋部位与整个骨盆部位的气机升发、导引、归元，具有补肾扶阳固本培元之功效。

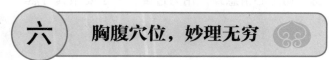

六　胸腹穴位，妙理无穷

祖国传统医学认为，人体脏腑是一个整体，五脏六腑之间相生相克，彼此协作。通过按摩胸腹部穴位来增强心肺功能，调和脾胃，疏肝理气，进而达到养肾固精的目的。而且常用穴位在身前，完全可以自行操作。

可选择膻中、中脘、章门、天枢、气海、关元等穴位以不同手法进行按摩，由上到下达到气血通畅，一通百通的效果。

1. 转揉膻中

正面仰卧，将右手大鱼际贴在膻中穴上，顺时针旋转揉动20次；再换左手，以同样手法逆时针旋转揉动20次。按摩膻中穴可让人感到心胸开阔，心神安定，对胸闷、心慌、气短等症状均有明显效果。

待手法熟练，可再揉完后顺着心口窝向下推至中脘穴，即"推下膻中"，能增强膻中穴降气平喘的作用。

2. 摩动中脘

保持正面仰卧，双手重叠贴在中脘穴上，先顺时针方向环形摩动50次，再逆时针方向摩动50次，力度以胃部略感有压力为宜。能促进胃肠蠕动，增强消化功能，加快营养的吸收。

3. 揉擦章门

保持正面仰卧，双手将大鱼际贴在同侧的章门穴，先向腹中线轻柔20次；双掌重新贴在章门穴，再向肚脐方向来回摩擦20次。这一穴位直通肝胆，一揉一擦之间，激活肝胆周围经络，促进排解体内毒素。

4. 揉按天枢

双手拇指与小指弯曲，食指、中指、无名指一起按住两侧天枢穴，感觉吃力后慢慢提起，反复5次；然后轻轻转圈揉动，力度由轻到重，两

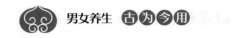
侧同步进行分别揉30圈；如果感觉手指力度不足，揉动时也可用掌根操作。天枢穴是调节肠胃功能的重要穴位。

5. 揉动气海、关元

保持正面仰卧，双手重叠，贴于气海、关元两个穴位上（丹田处），先以顺时针方向揉动40次，再以逆时针方向揉动40次，以小腹有微微热感为宜。很多女性都有"小腹寒冷"的症状，其实男性同样如此。揉动气海、关元穴，可以温润丹田，使人整个身体处于温暖舒适的气场中。现代医学也证明，按摩小腹可以延长体内抗体生命周期，增强白细胞吞噬能力，对泌尿、生殖系统均有非常好的养护保健作用。

胸腹穴位的按摩虽然没有直接作用于生殖系统或肾脏，但若细心思考：按摩心肺，是为了让身体气血充足；按摩肝胆，是为了给身体排解毒素；按摩肠胃是为了帮身体更好地吸收营养……房室养生不是孤立的，需要整个身体的协调，腹部按摩保养，有益于达到期望的效果。

腹　疗

中医认为，腹为五脏六腑之宫城，腹为阴，背为阳。胃居上为阴中之阳，脾居下为阳中之阴，肝气升，肺气降，肠为腹中之空腔，为辅助吸收和排泄之功用。揉腹按摩，可通和上下、协理阴阳之气机，又能驱外感之诸邪，清内生之诸积。

腹疗手法参考：

预备式：宽解衣袋，正身仰卧，头落矮枕，全身放松，调整呼吸，舌抵上腭，意守丹田。

第一式：双手缓缓上提，拇指与小指收拢，其余三指对接按在心口窝位置，然后以顺时针方向画圆按摩21圈，再以逆时针方向按摩21圈。

第二式：接上式，双手中三指一遍顺时针画圈按摩，一遍向下移动至脐下耻骨联合处，双手贴合腹部左右分开，沿腹部两侧一边按摩一边向上移动，至双乳两侧回至心口窝处，中指相对，反复共21次。

第三式：双手中三指对接，沿人体中线向下推按，直至耻骨联合处，离开身体返回心口窝，反复21次，

第四式：左手回归体侧，右手以心口窝为起点，环绕肚脐，逆时针画圈按摩21次；左右互换，动作相同，方向相反。

第五式：左手反手掐腰（拇指在前，四指托后），捏住腰肾部位；右手中三指头按住左侧乳房下方，以此为起点，推至左侧腹股沟，连续21次；左右互换，动作相同，方向相反。

收式：双手自然放置身侧，调整呼吸，直至呼吸缓慢均匀。

七　前列腺按摩法，恢复男人自信

前列腺是男性特有的性腺器官，位于骨盆内，膀胱和后尿道之

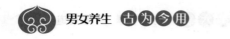

间，直肠的前壁，距肛门3～5cm，如栗子大小，重约20g，底朝上，尖朝下，中间有中央沟，具有外分泌、内分泌、控制排尿、运输精液等多重功能，与男性健康有着密不可分的关系，一度被誉为男人的"生命腺"。

前列腺每天静态分泌0.5～2mL的液体，约占精液量的13%～32%，其中含有的果酸与氨基酸为精子活动的能量之源，可以提高精子存活率。其次，前列腺协助射精，当男性欲以射精时，前列腺和精囊腺的肌肉共同收缩，将精液从射精管压入后尿道，进而射出体外，可以说射精的一半动力来自前列腺。最后，前列腺是尿道的闸口，当膀胱积累足够尿液，产生排尿冲动时，是前列腺扼守尿道上口；若前列腺出现病变，随着逼尿肌的收缩，内括约肌松弛，就会出现尿急、尿不尽、夜尿多等症状，直接影响男性日常生活。

正因为前列腺如此重要，所以男性一定要懂得照顾它，常给它做按摩，让它保持健康，成为生活与工作的助力，而非阻力。可参考以下手法进行按摩：

1.戴好乳胶手套，涂液体石蜡油，食指或中指缓缓进入肛门3～5cm。第一指节适当弯曲，用指腹在前列腺外上边缘稍做按压3～5秒左右，促使腺管液体充分引流。

2.食指第一指节伸直，自外上向内下缓缓按压，分别在两侧叶中间及中央沟处略微停顿，对侧叶的按摩方式同样遵照如此。

3.按压中央沟时，可根据自身情况，调整指关节弯曲程度及用力程度；后将指关节伸直，缓缓向下，适度停顿，感受尿意；若尿道口无液体流出，可用手指从尿道后端向前慢慢擀压。

这一按摩方法较为专业，是笔者改良的一种方法，比教科书减少了次数，于2007年发表在《中国性科学》第二期杂志上，建议在临床医师的指导下学习操作。由于此法比传统的前列腺按摩更容易出液，所以对前列腺的保健、治疗甚至愉悦效果更为明显。

无论是传统医学还是现代医学，均崇尚"预防重于治疗"的理念，因此男性尤其是前列腺病患者在日常生活中应注意以下几点：

1. 严禁久坐

常言道"站久伤骨，坐久伤肾，卧久伤筋"，如今办公、科研、电脑、司机等职业"久坐成疾"者屡见不鲜。长时间不正规的坐姿，尤其"前倾式"坐姿，会对前列腺形成压迫，导致气滞血瘀；而且久坐会让私处"气闷"，容易潮湿滋生细菌，成为前列腺健康的隐患。笔者在临床工作中嘱托患者，尤其是司机一定要有软而厚的垫子，给前列腺减压。

2. 改善饮食

日常饮食中的酒精、油腻、辛辣等通过排泄直接刺激前列腺，选择相对清淡，营养丰富的饮食，同样是对前列腺的保护。此外，传统医学小偏方里推荐每天吃20g南瓜子，而西方人主张"苹果疗法"，每天吃一个苹果，二者锌元素含量较多，对前列腺有益。

3. 增加运动

按摩手法本身便是对前列腺的有益运动，日常中也可以在站立时"颠脚后跟"，或者在平躺时轻柔拍打小腹，再者练习提肛，这些都是对前列腺很好的运动。当然，如太极拳、慢跑，尤其是乒乓球运动有利于前列腺的保健康复。

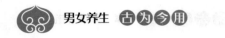

4. 合理性生活

"欲不可纵，亦不可禁"，这一理念非常适宜前列腺的健康法则，对于性欲比较旺盛的年轻人，需注意节制性生活，避免前列腺反复充血，给予前列腺充分恢复和修整的时间；同样也不要过度禁欲，若前列腺长期处于"休息"不利于前列腺液排泄。

最后，特别推荐广大男性朋友一个既不花钱又简单有效，对前列腺病有好处的方法："蹲式小便"。男性尿道细而长，尿道与前列腺成直角，小便时尿道压力增大，少部分尿液就会向前列腺逆流，而尿液中的细菌、毒素就会导致前列腺炎。不少人做B超有前列腺钙化，也与尿液的成分有关。20世纪80年代世界医学家有个公认的观点，尿液的逆流是前列腺炎发病的主要因素之一。采用蹲式小便，前列腺周围的肌肉群会对其形成挤压，不易逆流，还利于前列腺液引流，大大减少了发病概率。笔者的这个观点被《中国性科学》杂志2007年第一期发表后，有千余家国内外网站报刊转载引用。

小贴士：

前列腺W点

前列腺是兼顾泌尿和生殖的重要器官，虽然只有20g，但作用强大，是男人的"生命腺"。而立之年后，前列腺就走下坡路，像下水道一样，容易瘀堵，炎症、增生、肿瘤随之而来，影响工作与夫妻生活。王耀堂在前列腺炎治疗上有六项原创新技术，其中异病同治仿乳腺病治疗前列腺病的新观点发表在2019年4月24号《健康报》上。

G点让女性迅速进入愉悦状态，高潮迭起，获得幸福，让男人羡慕不已。王耀堂有30年的前列腺按摩经验，受清华大学著名性学家马晓年教授的指点，探索男人的性福按钮，发现前列腺愉悦点及线如同W型，打破了世界流行的前列腺P点的模糊概念。前列腺愉悦W点的发现让男人的幸福倍增，让性福想来就来，无关时间与年龄，甚至80岁依然可以畅享愉悦。

另外，王耀堂与恩师齐来增教授，共同研发前列腺凝胶，使用道地药材加工而成。通过临床试验，给前列腺涂抹药膏，作为专科辅助治疗，效果显著，还可作为前列腺W点按摩润滑剂，润滑又消炎，一举两得。

第七章

勤练功法　百年长青

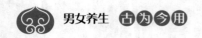

一 桩 功

　　桩功，是中国武术的基本功，通常分为静桩与动桩。桩功功法的基本姿势，是按照人体最常规的四种形态"卧、坐、站、行"进行设定，只要身体状况和时间允许，基本都可以操作。练习桩功，不仅对筋骨肌肉有很好的保健作用，而且可以促进气血循环，壮骨强肾。

卧桩功

　　卧桩功主要针对体力衰弱和睡眠质量低下的人群，运动量较少，适合在睡前练习。

　　1.正面仰卧，双手向上推动举起，掌心向上；双腿略开，屈膝撑起，脚掌着床；双臂保持悬空。

　　2.（接1）待双臂酸麻无力时，大臂落于床上，小臂依然竖立，手腕与五指放松，手心向下。

　　3.（接2）当双臂再次感觉酸麻无力时，缓缓将双手重叠落于丹田，护住气息；起初手掌轻轻接触丹田，待上肢确实无力再落下。

　　4.（接3）双腿放下，双臂再次向上举起，掌心向下，待无力时自然落于身体两侧，着床后深呼吸三次，自然入睡即可。

　　练习卧桩功时，每一个动作可默记呼吸次数，随着动作熟练，也可以相同呼吸次数作为动作更替的标准；此外，若在做前面动作时已有睡意，可直接入睡，无需必要完成后续动作。

坐桩功

众所周知，久坐伤身，尤其对腰肌有一定的损害。所以，坐桩功非常适合办公室人群，在日常伏案工作时，无需离开工位，既可协助上肢稍作休息，又可对"闲置"的下肢加以锻炼，防止气血闭塞。

1.立身正坐，两肩放松；双手背于腰后，紧贴命门，脚向后收，当脚跟靠近凳子时缓缓抬起，以前脚掌着地。

2.立身正坐，双脚与肩同宽，小腿垂直地面；身体与大腿、大腿与小腿均为90度；双掌平放于大腿根部，掌心向下，中指相对（以虎口卡住大腿根）。

3.立身正坐，双手化掌，十指分开，掌心向上抬至脐部，手腕与肩同宽，感觉如同双手端着物品；腿部动作与2同。

4.上半身动作与3同；脚跟提起，以前脚掌着地，感觉小腿肚子有紧绷感。

5.上半身延续之前动作，但需将双掌抬到胸口高度；双脚离地，高度量力而为，左右分开略宽于肩；全身重量集中在臀部，感觉从腰间到脚跟有两条筋在用力。

6.延续之前动作，将两脚腕外旋，使脚跟相碰，脚尖向外扭动的同时向后勾，增加双腿运动量。

练习坐桩功时，6个动作循序渐进，稳定前一动作，且感觉并不吃力后，再练习之后的动作。

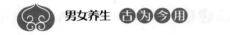

站桩功

站桩功是最基本的桩功锻炼姿势，分为养生桩与技击桩两种功法，对整个身体的锻炼比较全面。在传统的"站桩八式"中，前五式为养生桩，后三式为技击桩，练习时需根据自身情况选定。

1.基本桩：自然站立，两脚分开，与肩同宽；双手五指分开，掌心向后，大把叉腰，大拇指暗扣命门；肩膀放松，目视前方。

2.提抱桩：自然站立，两脚分开，与肩同宽；双腿弯曲，双手由身前托起，置肚脐高度，手离身前约一尺。

3.撑拔桩：基本姿势与2相同，唯手化掌抬到胸前，手掌向内，手臂抬起与肩平，双手仿佛环抱重物。

4.推托桩：基本姿势与2相同，唯手抬到眉眼处，手掌向外，仿佛将视物从眼前推出。

5.分水桩：基本姿势与2相同，唯双手左右伸平，掌心向下，然后略微下落至肚脐高度，双腿微曲。

6.丁八桩：两脚稍息，再分别沿脚尖向外半个脚掌大小，呈半丁半八状；身体微微倾斜，向后脚转移，前脚跟离地，前腿膝盖顶起；双手抬起，于胸前呈环抱状，腰背挺直，目视前方。

7.伏虎桩：双脚前后叉步，前脚掌蹬地，脚跟抬起，夹臀提肛，身体向后坐；双手前后分开，抬起置肩上眉下，手心向外；其姿势如猛虎扑食一般。

8.降龙桩：双脚前后叉步，前脚外旋，脚跟向里，膝盖弯曲；后腿伸直，脚跟着地；身体前伏，重量逐渐前倾，而后身体向前腿侧扭转，目视脚后跟。若左腿在前，则举起右手大臂与肩膀齐平，小臂垂直地面，手心朝上；左手后摆，掌心向下；若右腿在前，上肢相反即可。

站桩功姿态较多，其中养生桩姿势较为柔和，而技击桩动作幅度较大，练习之前建议先做一些热身活动，让气血运行，身体微热，站桩效果更佳。

行桩功

行桩功，也称之为"走桩"，是心意拳锻炼步法的基本功夫，也是站桩功的进阶锻炼。在学习行桩功之前，需先练会"桩位试步法"，此为所有行桩功的基本步法。

1.自然站立，膝盖弯曲，身体重心偏向一侧，支撑重心的脚为"负重脚"，另一只脚抬离地面2cm，为"虚位脚"；两手左右分开，约肚脐高度，身体保持平衡。

2.虚位脚与地面平行，向前一小步，整个脚面同时落地；上半身不动，身体重心始终落在负重脚上，虚位脚按伸出路线回到原位，收回时脚不落地，仍保持离地2cm的状态。

3.虚位脚与地面平行，向后一小步，整个脚面同时落地；上半身不动，身体重心始终落在负重脚上，虚位脚按伸出路线回到原位，收回时脚不落地，仍保持离地2cm的状态。

练习桩位试步法时，一定确保身体重心不变，虚位脚始终平行于地面。两只脚交替练习，直至熟练后方可学习行桩功。本节推荐一种"低位走步法"，其要领与桩位试步法接近。

1.基本身型与桩位试步法相同，先将虚位脚向前迈出半步，轻轻落下，身体重心仍在负重脚。

2.保持上半身稳定，将身体重心缓缓移动到虚位脚，此时虚位脚与负重脚转换；轻轻抬起后脚（已是虚位脚），并到前脚处，不要落地，

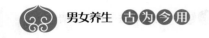
始终保持与地面平行且高出地面3cm左右。

3.将虚位脚向前迈出半步，重复之前动作，缓慢潜行，直到身体疲劳为止。

低位走步法看似简单，但要做到上半身始终保持不动，身体重心在两脚之间平和移动，虚位脚与负重脚彼此转换，仍需潜心练习。

桩功看似功法繁多，其实每一种功法都是由浅入深，先易后难，循序渐进。长期练习桩功不仅可以调整身体机能，强筋健骨益肾，也可以修养心境，让心态平和，由内而外焕发精神。

小贴士:

呼吸疗法

呼吸，是一个人维持生命的基础运动，现代医学也称"了解呼吸就是了解了生命的奥秘"。因此，通过练习不同的呼吸方式，对身体进行自疗，已经成为当下健康养生的一种时尚。

1.深呼吸，治疗睡眠

方法：正面仰卧，全身放松，心无杂念；口齿微闭，鼻腔呼吸，注意要细腻、沉稳、缓慢，一定注意吸气要吸饱，呼气要呼干净。

2.腹式呼吸，缓解焦躁

方法：鼻腔吸气，口腔呼气，吸气时腹部隆起存储气息，呼气时腹部瘪下，吐出肺气；胸腔尽量不参与呼吸，同时注意呼吸缓慢柔和，平复心情。

3.顺势呼吸，协助减肥

方法：用鼻子吸气6秒，再用嘴巴吐气6秒，注意要用哈气方式吐气，发出"哈"声，同时收腹，循环6次。

4.鼻孔交替呼吸，有益心脏（尼泊尔医学院的研究表明，鼻孔交替呼吸法能够降低脉搏和舒张压）。

方法：双腿交叉静坐，右手拇指按压右边鼻孔，用左侧鼻孔呼吸6秒；然后左右交替，坚持1分钟。

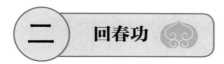

回春功，全名"中国古代养生长寿术"，源于金元时期，为道家秘传。功法以"专气致柔，精为其首，身心合一，道法自然"为宗旨，通过柔身养形，能疏通经脉、柔韧关节、调和脏腑、健运筋骨，同时还能补肾生精、延缓衰老，是中国传统经典养生功法之一。

预备

1.自然站立，双脚分开与肩同宽；双手自然垂于身体两侧，头正颈直，目视前方；呼吸均匀，意念祥和。

2.双手由两侧伸展上举，于头顶合十；双脚跟并拢，脚尖打开约60度；脚跟缓缓提起，意念跟随脚跟，带领气息从后背督脉升至双手。

3.双手保持合十，缓缓由身前落下，意念跟随双手，引导气息从身前任脉向下；双手落至胸腹处自然打开，回归身侧，脚跟也随之落下；

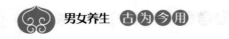

身体恢复自然站立状态。

服气

1.双脚分开与肩同宽,身心放松,意念入静;闭口吸气,随之耸肩提踵,提肛缩肾;抬头伸颈,胸口与小腹随着吸气自然鼓起。

2.吸气到极限时,两肩用力由上到后画圆,增强极限;然后张口缓缓呼气,同时脚跟下落并屈膝,身体放松,缓缓前倾45度,双臂自然下垂,收缩小腹,将体内浊气全部呼出。

3.反复8次,一呼一吸,吐故纳新,最后恢复自然站立。

虚静

1.(接上一动作)自然呼吸,尽力保持呼吸均匀缓慢,待全身放松后,精神逐渐进入虚静,一呼一吸的时间会在20秒以上。

2.进入虚静状态后,吸气时默念"静",呼气时默念"心";虽未特意进行深呼吸,但呼吸气量与深呼气相近;反复8次,感觉气息通顺,意念柔和。

抖动

1.(接上一动作)用意念控制小腹微微颤动,幅度较小,频率自控;由小腹带动体内脏腑器官同频运动;以感觉全身上下都随着小腹抖动而震动,从而松软舒适,悠然自得,效果最佳。

2.小腹抖动约2分钟,或中间感觉出现困意,便可慢慢停下,调整呼吸。

转肩

1.(接上一动作)先做一次"服气",在身体前倾,双腿弯曲后不要恢复自然站立状态；左肩向左前方下沉，右肩反向上翻，以腰为轴，身体向左前方转约60度。

2.对称操作，右肩向下前方下沉，左肩反向上翻，以腰部为轴，身体向右前方旋转约60度。

3.双肩各自转动8次，先回复到转肩之前的姿势，然后缓缓恢复自然站立。

收功

1.双手化掌，自然向身前靠拢，双手合十，然后沿身前中线缓缓举过头顶；同时双脚脚跟并拢，脚尖分开约60度，随着双手上举，缓缓提踵，并深深吸气。

2.双手保持合十状态，由身前缓缓下移；同时脚跟徐徐落下，同时慢慢呼气；手掌于关元穴处自然分开，回归体侧；恢复自然站立姿态后，平静呼吸片刻，即收功完毕。

"回春"一词，出自医家"妙手回春"之意。据史料记载，回春功本为全真教华山派秘传功法，最初有"上不传父母，下不传子女"的教义规定，功法只传华山派弟子。20世纪80年代，借着改革开放的春风，华山派第十九代传人边治中大师毅然决定将此功法公之于世并祈愿"全国人民健康长寿"，希望每一个练习此功法的人，都能仅凭借自身运动，便可妙手回春。

小贴士：

男性性衰退的标志

年龄不饶人，所有的男人都会面临衰老，性也是如此。

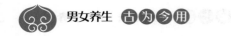
首先是体内性激素逐步下降，肌肉松弛，毛发稀少发白等；其次性器官的萎缩，睾丸缩小变软，精子生成减少；第三性活动的改变，性反应迟缓、勃起能力下降，性高潮持续时间短，射精无力或射不出精液，不应期延长等；最后性爱要求的发生改变，不再以性交为主题，相互抚爱、拥抱等肌肤之亲占有重要的地位。

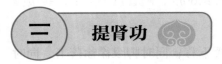

三　提肾功

《黄帝内经》中有云："肾者，作强之官，伎巧出焉。"中医一直将肾脏奉为"先天之本"，是人体藏精之处，常言道"精足则用强"，阳之精在上，精足则耳目聪明，阴之精在下，精足则手足强劲而灵巧。另一方面，肾脏所藏精气与人体生殖功能息息相关，肾精不仅是生命起源、人体胚胎发育的基础物质，更是促进生殖器官发育，使生殖功能成熟并维持旺盛不衰的关键所在。因此，养肾、护肾、补肾、健肾，自古便为房室养生的重点之一。

提肾功，是利用呼吸、提放、松紧等简单易学的方法，带动肾脏系统规律运动，从而达到对肾脏的锻炼，增强肾脏功能，提升藏精质量。

1.正身端坐，双脚踏地，与肩同宽，双手放在大腿上，头正颈直，目视前方，采用腹式呼吸法，呼吸均匀。

2.吸气时，腹部鼓起，男性睾丸、精索、阴茎、肛门括约肌等肌肉，女性阴唇、阴蒂、阴道、肛门括约肌等肌肉，同时放松、下落。

3.呼气时，腹部收缩，上条肌肉同时缩紧、提起。

4.一提一放、一紧一松，为锻炼一次，每日可根据自己情况锻炼数组，每组10次。

这一功法在家庭休息、公司上班时均可练习，需要注意有高血压病史者不宜过度练习，有失眠症状者不宜在夜间练习。此外，正常练习为每组10次，若在练习中感觉头部紧张不适，需及时停止。

在众多房室养生功法的要诀中，通常都会以特殊的呼吸法辅助动作，因此，本节特别收纳一组呼吸法的介绍，分组练习，无论是对房室生活还是日常健康均有益处。

1.预备式：自然站立，肩膀放松，双手变掌，于身前自然交叉相叠，虎口彼此扣合（男性左手在上，女子右手在上）；将双手置于小腹，手肘微微打开。

2.静呼吸：即自然呼吸，呼吸时以胸腔纳气，吸气时胸口鼓起，呼气时胸口恢复；此呼吸法讲究均匀绵长，一呼一吸间自然缓慢，仿佛身体融于周围自然空间；双手可感受腹部，不因呼吸而有剧烈变化。

3.深呼吸：胸部、腹部随着吸气同时隆起，将整个身体作为纳气之所，如此吸气量会增大；随之练习，呼吸逐渐达到深长、均匀。若选择氧气充足的地方练习，一呼一吸间，能感觉到体内吐故纳新，一股清爽直冲脑海。

4.逆呼吸法：吸气时胸部鼓起，同时腹部收缩；呼气时胸部收缩，腹部隆起；这种呼吸法往往是为了活跃内脏器官，练习需由浅入深，逐步锻炼。

5.腹式呼吸：使用腹部呼吸，吸气时腹部隆起，呼气时腹部收缩，

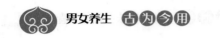

胸腔几乎不动；这一呼吸法可让横膈膜上下移动，唤醒内脏活力，同时挤压出沉积在腹中深处的浊气。

练习以上呼吸法，注意用鼻腔吸气，舌尖抵住上颚，再用口腔呼气；练习时意守丹田气海，感受体内变化。如有条件，可选择绿植较多，有充足氧气的地方练习，切忌在饭后、便前练习，防止造成体内器官伤害。

小贴士：

五不男

"五不男"首见于《金丹节要》，唐代医家王冰在著作《玄珠密语》以及李时珍《本草纲目》中均有记载。因年代久远，传至现代基本保留两种说法，其一为"生、纵、变、半、妒"，其二为"天、漏、犍、却、变"。

生，又称"天阉"，指男子天生阴茎极其短小，不能勃起，患有原发性阳痿，无法正常参与性生活。

纵，又称"独丸"，指男子只有一个睾丸，或为后天伤病所致，或为先天；若是先天如此，或有一颗留于腹中，现代医学称为隐睾，就是"睾丸下降不全"。

变，指男子不到十六岁便精关不固，精液常泄露不止，又或中年后有严重白浊。

半，男女同体，阴阳一身，虽表面为男性，实则为假两性畸形。

妒，肝气悖郁，妒火常生，容易扰乱肾精导致不育。

二者说法中，"天"与"生"同，"漏"与"变"同，

"变"与"半"同，"犍"与"纵"同，怯，指男子心理不健全，临阵怯懦，无法行房。

四 六字诀

六字诀，又称"六字气诀"，最早见于南北朝时陶弘景所著的《养性延命录》，是一种以呼吸吐纳法为主，辅以简单肢体动作的传统养生功法。

传统医学经典《诸病源候论》《千金要方》《遵生八笺》《道藏玉轴经》等都对六字诀有所记载，其主要是以"嘘、呵、呼、嘶、吹、嘻"六字不同的口型，不同的发音，以及唇、齿、喉、舌不同的用力程度，牵动不同的脏腑经络为理论基础，使五脏六腑形成系统运动，促进气血的运行，吸入清气精华，吐出脏腑污浊；同时，以肢体动作配合呼吸功法不仅能调节人的精神意识和思维活动，还可以改善脏腑功能，增加肢体灵活性，进而达到益气养血，静心安神的目的，有助于综合提高人体免疫力，强化体质。

如今大众广泛所练习的六字诀，是唐代名医孙思邈，按五行相生之顺序，配合四时之季节，整理而成的功法，其歌曰：

春嘘明目夏呵心，秋呬冬吹肺肾宁。

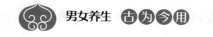

四季常呼脾化食，三焦嘻出热难停。

发宜常梳气宜敛，齿宜数叩津宜咽。

子欲不死修昆仑，双手摩擦常在面。

此可看作"六字诀综述"，由于六字诀搭配组合形式较多，锻炼倾向各不相同，本节仍以"房室养生"为核心理念，重在性功能的保健与提升。

准备动作：

1.自然站立、正襟危坐、盘膝正坐、平躺仰卧（如非必要，不建议平躺仰卧）均可，但练习时不得更换姿势，以便保持气息连贯。

2.采用腹式呼吸，鼻腔吸气，舌抵上腭，吸气时腹部隆起，胸腔不动；呼气时默念对应字，同时提肛，小腹收缩。

配合动作：

1."嘘"字诀：双手置于身前，虎口交叉，双手重叠，手心正对丹田；闭口用鼻腔缓慢吸气，呼时轻吐"嘘"字，直到气息吐尽；周而复始，可调理肝脏功能。

2."呵"字诀：吸气时，双臂向身前缓缓抬起，手心向下；至与肩膀平行，屈肘向内移至胸前，中指相触，手心始终保持向下；呼气时吐出"呵"字，同时双手慢慢压下至小腹；周而复始，可调理心脏功能。

3."呼"字诀：吸气时，双手由身前如"捧物"一般，掌心向上慢慢抬起至额前；翻掌向下，手掌按落的同时开始呼气，轻吐"呼"字；手落于小腹前，气息吐尽；周而复始，可调理脾脏功能。

4."呬"字诀：吸气时，双手由身前如"捧物"一般，掌心向上慢慢抬起至胸前；翻掌向下，双手向外、向下画弧下按，开始呼气，同时轻吐"咽"字；手落于小腹前，气息吐尽；周而复始，可调理肺脏功能。

5. "吹"字诀（需站立练习）：吸气时，双手抬至胸前，掌心向内，指尖相对；呼气时，逐渐屈膝下蹲，口中倾吐"吹"字，两手自然下落；待气息吐尽时，双手落于膝旁；再次吸气时，膝盖逐渐伸直，身体恢复自然站立，双手也慢慢提起置于胸前；周而复始，可调理肾脏功能。

6. "嘻"字诀：先将双手捧于丹田处，吸气时，双手提至胸前膻中穴；翻掌向下，开始呼气，轻吐"嘻"字，双手落于体侧，吸气吐尽；周而复始，可调理三焦功能。

六字诀作为经典的气息养生功法，既可以有针对性地分字练习，也可以按典籍中记载的顺序系统练习。除本文所推荐的练习之外，也可根据自身需求，查阅其他练习方式。同时，由于此呼吸功法紧扣五脏六腑彼此相生相克的关系，切忌自行随意打乱练习顺序，尽量按照典籍中先贤智慧练习。

小 贴 士：

五不女

"五不女"的记载，于唐代王冰的《玄珠密语》和明代万全的《广嗣纪要·择配篇》中均有记载，即"螺、纹、鼓、角、脉"。

螺：阴道如螺蛳样扭曲，影响性交舒适感，不易生产。其与古人在艳情小说中所提及的女性"名器"不同，"名器"指

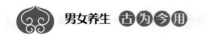
的是女性阴道紧致，内壁褶皱多，行房之时摩擦力大，能给男性带来更多快感，与五不女中的"螺"并非相同。

纹，指女性只有尿道而无阴道，或阴道外口粘连狭窄，虽与尿路分开，却无法性交。

鼓，指女性阴道外口闭塞，无窍可通，初潮后留血块于阴道内，从外观看，犹如蒙着一层鼓皮；这种情况属于处女膜过厚，通过手术治疗后可以恢复为正常。

角，指女性阴蒂过长、阴唇过大，影响性交；又指两性畸形，雌雄同体，外表虽为女性，但阴阳具备。

五　龟息功

龟息功，全名"龟息真定功"，又称"玄武定"，是道家修炼的传统功法之一。相传古代道家先贤见龟类无不长寿，于是细心观察，发现其吐息方式别具一格，均匀细长，纳气久闭，便潜心研究，以此作为自身内息的修炼法则。后经长期探索，最终归纳为此功，有益寿延年之功效。

龟息功以姿势、意念、呼吸三者相结合，首先掌握姿势要领，然后学习龟类保持姿势不动，以防练习时气息紊乱；然后按功法练习呼吸技巧，待呼吸运用熟练后，凭借意念融合心神，最终达到修炼成效。

第一式：蛰藏俯息

1.姿势：俯身卧床，双臂屈肘抬起，双手变掌，撑于双耳旁；双腿自然伸直，双脚分开与肩同宽；想象自己如同灵龟一般，潜身水底，自然放松。

2.呼吸：《芝田录》中记载："睡则气从耳出，名龟息，必大贵寿。"想要做到龟息，首先口齿轻闭，舌头在口中搅动，让口中充满唾液；然后慢慢吸气，伴随咬牙、闭眼、提肛动作，帮助气息封于体内；再后缓缓吐出部分气息，将剩余气息混合唾液吞咽入肚，引导其入丹田；最后缓缓将体内气息尽数吐出，身体也随之完全放松。

3.意念：最后吐气时，用心聆听气息的出入，因为手掌在耳边，可辅助感受是否有气息从耳中溢出。此外，随着练习，气息渐渐均匀、安静、深长、细腻、缓慢，可用意念融合心神，达到似睡非睡，恍惚安稳的状态。此式对高血压、失眠，以及生殖健康均有很好的效果。

第二式：侧俯卧息

1.姿势：右侧卧，枕头高15cm左右，头稍向前倾；含胸拔背，气沉丹田，右肘部弯曲，右手掌心向上，置于右耳旁，左臂自然搭在身侧，掌心向下；右腿微屈，左腿卷曲，左脚勾住右腿承山穴，同时膝盖落床面。

2.呼吸与意念与"蛰藏俯息"相同。此式可看作是第一式的改良，由于很多人不适宜俯卧，练习侧卧更加舒适便捷。

第三式：灵龟出水

1.姿势：俯身卧床，两腿自然伸直，双脚与肩同宽；双手变掌，轻

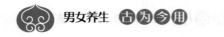

按于肩膀两侧。

2.呼吸：口齿微闭，鼻腔缓缓吸气；同时模仿灵龟，颈部前伸，头部抬起，肩膀带动身体向后舒展，顺势向下，后背、腰肢、双腿逐渐伸展，两眼向上远眺。待身体充分伸展，缓缓呼出一部分气息，剩余气息混合唾液吞咽，下沉丹田；再收颈、颔首、缩肩，同时将体内气息尽数呼出，恢复初始姿势。

3.意念：起初练习时全神贯注，呼吸3次后，可逐渐放松，摒除杂念；呼吸5~7次后全身酥软，困意袭来。此式对腰背疼痛无力，日常便秘，肾功能下降等症状有很好疗效。

第四式：俯仰吞气

1.姿势：正身端坐，臀部少半落座，双脚分开略宽于肩；双手重叠，虎口交叉，按抚小腹，或双手分别置于同侧股沟；口齿微闭，舌尖轻抵上牙龈，促使唾液分泌；自口腔、颈部、胸椎、腰椎依次放松，然后自然呼吸，慢慢消除杂念，使呼吸变得缓缓绵长。

2.呼吸：呼吸调整好之后，上半身向前倾俯，头部低于膝盖最佳，若无法完成，尽量低即可，同时将体内气息吐尽；然后学灵龟伸头，引颈向前，自然吸气，身体也逐渐恢复端坐；反复练习，以9次为一组，完成4组为佳。

3.意念：练习时意守丹田，用意念控制呼吸，吸气时吸饱，呼气时呼尽；若有眩晕症状，则立即停止，可起身散散步，重新调整呼吸。此式对腰背酸疼、肩颈僵硬，以及肺脏疾病疗效较佳。

小贴士：

中国男性面临的性健康误区

一是认为人老了"不行了"，认为老不正经；二是有几次失败的性生活就自暴自弃；三是为保护"隐私"，偷偷买几片伟哥；四轻信广告，补肾壮阳适得其反；五是认为吸烟赛过活神仙、饮酒能助性；六是认为一滴精十滴血，自慰会导致肾亏、性功能障碍；七是有慢性病或工作太忙，没必要性生活；八是吃上几次药不管用也就放弃了。

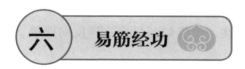

易筋经功法，共分为十式，相传是由少林《易筋经》衍化而来，故而得名。男子勤练此功，可强筋健骨，益气通血，正心养元，固本壮阳，对性功能的改善，身心的健康，都有益处。

起势：自然站立，目视前方，直腰挺背；双手自然下垂，五指并拢；双腿伸直，双脚靠拢；唇齿微开，舌抵上腭，凝神定气。

第一式：韦佗献杵

1.（接起势）左脚横跨，与肩同宽；双手缓缓上提，置胸前掌心向

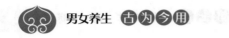

内，如环抱球状，上肢放松，指端相对约距15cm。

2.膝盖放松，微微屈膝，直腰收臀，双臂慢慢打开，在身侧举平，手掌向下，头如顶物，双目稍向上斜视。

3.双脚脚跟上提，双掌上举过头托天门，掌心向天，四指并拢，同时抬头目观掌背；此间注意呼吸均匀，意守丹田。（接收势）

收势：双掌变拳，旋动上臂，将双拳收至腰侧，拳心向上；收拳时顺势足跟缓缓落下；最后双拳变掌自然放在身体两侧，左脚收回。

第二式：摘星换斗

1.（接起势）右脚向右前方迈半步，身体顺势向右微侧，屈膝，提右足跟，身向下沉或成右虚步含裆势；左手握空拳背腰后，右手变钩状垂于裆前。

2.右手保持钩形，向上举起，置于头上右前方；两腿前虚后实，肩膀放松，手腕略屈，钩向右，肘向胸，仿佛勾到星星一样反向摘取。（接收势）

3.左右交换，动作相同。

第三式：倒拽牛尾

1.（接起势）左脚横跨略宽于肩，脚趾内扣，屈膝成马步；双手成拳由身后划最大弧线，由头顶落于裆前，拳背相对；身体前倾，放松肩背，目视前方。

2.双拳变掌提至胸前，由拳变掌，成抱球状；转动双掌，使掌心相对，手指向上，顺势向左右平分推，至肘直。

3.身向左转，成左弓右箭势；左臂外旋，屈肘成半圆状，以掌心遮目；右臂内旋向后伸，掌背离臀；两上肢一前外旋，一后内旋，做螺旋状。

4.身体还原面向前方，姿势变回马步，顺势双手变拳，左臂内旋至身后，双拳再由身后划最大弧线，由头顶落于裆前，拳背相对。

5.方向相反，动作相同，以右弓左箭势重复动作（接收势）。

第四式：白鹤亮翅

1.（接起势）双掌向上，由胸前上提过顶，旋腕翻掌，掌心朝天，十指分开，虎口相对，食指、中指相接；同时抬头，眼睛望向手指相接处，且缓缓提起足跟，尽量提高。

2.双手由身体两侧缓缓落下，至与肩平，呈平举状，脚跟顺势落地；再次翻掌，掌心朝天。

3.双掌变拳，从身后抵住腰部，成仰拳护腰势；后拳变抚掌，由肋下至胸前，向前慢慢推出，掌心向前，十指用力分开；顺势再次提起脚跟，保持直腰，直膝，目视前方（接收势）。

第五式：猛将拔刀

1.双脚成内八字，沉腰绷腿，直膝蹬足，双臂左上右下，叉掌立于胸前。

2.左臂从左经头顶向后，成勾手置于身后；右臂从右经头顶，蓄力手指，抵在胸口。

3.右臂上举过头，从右侧屈肘拊掌向下，绕后环抱颈项；左手化掌，贴于后背，尽可能向上够。

4.抬头后仰，右手下按，让手和头有一个对抗的力量；挺胸直腰，让力量从头部一直向下贯彻到足部。

5.双臂交换位置，左右对称，动作相同（接收势）。

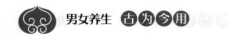

第六式：盘落地势

1.（接起势）左脚横跨，与肩同宽，脚尖内收，下蹲马步，双手掐腰；直腰弓背，平视前方。

2.双手由后向前环抱，在胸前交叉相握，掌心向内，犹如怀抱一只圆盘；旋转手腕，掌心向前，双掌向左右画弧线而下，再由小腹向胸前托起至双眼。

3.旋转手腕，掌心朝下，双掌缓缓按下，顺势微微屈膝，将手掌按于膝盖，最后缓缓直膝，接收势；其间注意头如顶物，目不斜视。

第七式：亲龙探爪

1.（接起势）左脚横跨，与肩同宽，双手成仰拳护腰势；左手仰掌，高于头顶向右前方伸展；身体顺势向右侧转，面向右前方；右拳姿势不变，双目看向左手掌，双足踏实。

2.左手拇指向掌内屈，左臂内旋，掌心向下，俯身探腰，顺手推掌向下触地；直膝昂首，左掌离地后变拳回到腰间，回归仰拳护腰势。

3.左右互换，动作相同（接收势）。

第八式：饿虎扑食

1.（接起势）右脚横跨一大步，屈右膝下蹲，成左右仆腿势；双手相叠放在右膝上，直腰挺胸，头略向左转。

2.身向左转，右膝伸直，左膝屈，成左弓右箭势；双手由身侧上举，分别置于耳后颈部左右；然后缓缓向前推，直至肘直。

3.俯身，双掌保持与肩同宽，向左脚前方两侧下按，直至接触地面，两脚切勿离开地面。

4.右脚跟提起，左脚离地，向后伸展，使左脚背放到右脚跟下，此时以两掌和右脚脚尖支撑身体，仿佛猛虎伏击。

5.屈膝，身体重心后移，蓄势待发；右脚尖发力，屈膝伸直，两掌用力，身体徐徐向前探，仿佛猛虎扑食；前后往返三次。

6.左腿跨向双掌之间，与右脚互换位置，重复猛虎伏击、扑食动作；左右互换，要领相同。起身，恢复站立后接收势。

第九式：躬身回望

1.（接起势）左脚横跨，略比肩宽，脚尖内收；双掌由身体两侧缓缓上举，成一字平举，掌心向上；头若顶物，目视前方。

2.屈肘，十指交叉相握抱于后脑；收腹直腰，屈膝下蹲，成马步状；直膝弯腰，身向前俯，使头部尽量向下，能从胯下看到后方为佳。

3.起身，接收势。

第十式：俯仰天地

1.（接起势）双掌捧于腹前，掌心向上，由身前缓缓上举过头顶，其间眼睛跟随双手，由下至上仰望头顶。

2.十指交叉相握，旋转手腕反向上托；双肘尽量伸直，目视前方；身体后仰，上肢尽量跟随向后，目视上方。

3.身体慢慢回复站直，然后俯身向前，推掌之地，昂首向前。

4.起身，接收势。

初练此功法，重点在于动作到位，意念守正，可以按顺序学习，一一攻克，待动作熟练，掌握要领之后，再一气呵成，加快速度。坚持练习，相信一定会对身体有所助益。

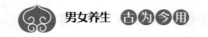

小贴士：

洗髓功

洗髓功，由达摩祖师于少林寺所创，是中国武术界极负盛名的内功心法。非物质文化遗产项目《易筋洗髓功》代表性传承人赵振华等功法传承者根据其修炼方法及效果，提炼出增强男性性功能的部分，有助于房室养生。其练习方法大致分为如下五种：

1.吐纳：让身体快速进入有氧运动状态，增强心肺功能，消耗腹部脂肪，调节脏腑，排出毒素。可达到"唉功成气坚，收放在我，顺施在人，近（进）内则其道非凡，不可以价值论也"的性功能。对慢性前列腺炎、尿失禁、肾亏耳鸣等均有疗效。

2.拍打：根据人体经络走向，用特制不锈钢棒或双手拍打身体各部，在外力的振动传导和渗透下，激发各组织与脏器活力，促进神经中枢调节气血，疏通淋巴循环系统，促进新陈代谢。

3.垂吊：男性阴茎既是内家功夫修炼者极为重视的三脉交汇之所在，也是性功能最重要的体现，同时也是现代医学公认的人体荷尔蒙发源地。通过阴茎承重的垂吊练法，可外冲肌表，内洗骨髓，令真气一贯而下，通过外肾连动内肾，牵动冲、任、督、带四脉，激活人体肾气。

4.拉筋：《黄帝内经》中曾有"骨正筋柔、气血自流，筋长一寸、寿延十年"的记述。通过拉筋，可疏通经络，加强气血循环，尤其对身体慢性病有良好的作用。以之延祠则百斯男

（多生灵秀的男孩）。

5.打坐：又称"静丛"，打坐时全身血液都集中于上半身，心脏加大供血量，五脏六腑会得到额外滋养，改善脏腑机能。脾胃乃后天之本，功法调理好脾胃，达后天反补先天之效。

七 男女互助强性功

古人认为，房室活动是夫妻生活的重要组成部分，但并非全部，如果将房室活动仅定义为"颠鸾倒凤""阴阳交合"，未免有些狭隘。因此，中国古代房室学也注重"阴阳双修"，也有夫妻协同完成的房室保健功法，分为"男主女辅""女主男辅"两部分。功法不仅根据男女身体结构更有针对性，而且在一人练习时，另一人一边辅助一边监督，既可在相互协作中增进夫妻感情，又可在共同锻炼中强身健体，还能提升性功能，提高房室生活的质量，一举多得。

男性功法

按摩内腿

1.男子背靠床头，正身坐卧，双腿伸直，自然分开；双目微闭，双

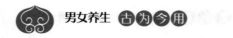

手重叠置于丹田，调整呼吸。

2.女子先跪坐在其右侧，双手从侧面抓握住膝盖，然后以拇指按压其左大腿内侧，一点点向上移动，直至鼠蹊（腹股沟）；反复三轮后，再坐其左侧，按压其右大腿内侧。

3.切记，一定要从膝盖处向上按摩，反方向效果不好。此法男女可互换位置，彼此按摩，效果俱佳。

抱膝倾身

1.男子双腿盘坐，双腿屈膝，双手抱膝，尽量用下颚贴近膝盖，略微抬头，用鼻腔吸气，用口腔吐气；坚持数秒后将腿伸直，反复7次为一组。

2.女子坐在其身后，以手扶住背部，防止因为失去平衡而倾倒。

仰卧抬身

1.男子正面仰卧，双目微闭，双手握紧贴在身体两侧；腰腹用力，上半身坐起，双手向前伸，尽量触碰双脚。

2.达到极限后，坚持两秒，然后回复平躺；女子帮助按住其双脚，让其在练习时双脚不要离开床面。男子注意，起身时口呼气，平躺时鼻吸气。起身、平躺3次为一组。

冷热交替

1.男子赤身，仰面躺在无水的浴缸里，左手轻按丹田，护住气息，右手轻轻提起阴茎紧靠小腹，让阴茎下方暴露于外。

2.女子手持小壶，装适量热水，温度微烫，倾倒而下，冲击阴茎下方；之后换冷水，温度微凉，再次倾倒冲击阴茎。冷热交替3次为一组。

3.此法练习时，若阴茎勃起，男女均有意愿，可进行房事。

促睾强精

1.男子赤身，仰面躺在浴缸水中，双腿伸直，左手轻按丹田，护住气息，右手摩擦尾骶骨。

2.女子单手捧住男子阴囊，为其轻轻按压摩擦，为其促睾；以男子舒爽为宜，50次为一组。

3.若按摩过程中阴茎勃起有力，男女均有意愿，可进行房事。

女子功法

提肛收阴

1.女子正身端坐，两脚合并，双腿向前伸直，双手张开，同样向前伸出，同时以口吐气。

2.双臂收回，双手握固，双拳架腰，同时鼻腔吸气，收缩肛门，夹紧阴道。

3.气息始终保持鼻吸口吐，待呼吸困难时，放松肛门与阴道，慢慢将手臂前伸，将所有肺气吐出（此功法女子独立完成即可）。

颤抖缩阴

1.自然站立，双脚开立与肩同宽；双手变掌，以小指、无名指、中指指尖为斜面，轻轻嵌入同侧腹股沟内，颤动摩擦1分钟。

2.动作相同，先单独颤动摩擦左侧，加大力度，1分钟后换右侧，两侧各练习5分钟为一组；效果以感觉如同便后肌肉松弛为佳（此功法女子独立完成即可）。

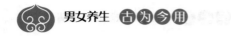
烫脚温宫

1.选择高深容器,女子穿着内衣(短裤、短衫即可),双腿浸泡在容器热水中,水温以能忍受的热度,水位没过膝盖。

2.同时,以热毛巾热敷小腹(子宫位置);烫脚与热敷共同进行10~15分钟,以身体微微出汗为佳;其间男子负责为女子增添热水,更换热毛巾。

3.完毕之后,以干燥毛巾将脚擦干,若男女均有意愿,可进行房事,事半功倍。

所谓"男女互助强性功",实则为结合引导动作与肢体按摩为一体,其目的,既有通过长期练习达到身体保健的作用,也有增进夫妻交流,让彼此在抚慰、鼓励、按摩中获得肉体的舒适与精神的愉悦,最终在生理与心理上,都对房室活动起到良好的正面效果,从而促进夫妻感情。

性感集中训练

性感集中训练是美国马斯特斯-约翰逊创立的,是指在性功能障碍患者在家庭中,打破原有性模式,循序渐进学习正确的性行为、克服性苦恼、矫正性障碍为主题的指导性治疗过程。步骤如下:第一步,性认识的一致与放松缓解性的焦虑,这个过程可以交流,没有身体的接触,一般需要3~5天;第二步,非性器官的肉体与情感交流,可以裸体、接吻、抚摸、拥抱但不接触性器官,交流第一步的训练感受;第三步,治疗性自慰技术的应用,可以把性爱的体验与性欲结合,以抚摸性器官获得快感为主，反复数次不断感受性高潮的来临，但不要性交；第四步，阴道容纳训练，通过三个阶段，可采取不同的体位插入，反复训练数次，但不抽动；第五步，治疗性性交活动，阴道容纳并活动。适应证：男方的阳痿、早泄、不射精症，女方的性冷淡、性交困难、阴道痉挛、性高潮缺失等。

训练目的，是重新建立夫妻性关系。一般来说，夫妻在性行为时把感觉集中在快感欣赏上，消除内心焦虑，延长性行为时间，使性自然本态再现，对精神性，尤其是因焦虑引发的性功能障碍有非常好的疗效。

以性治性

古代性治疗学中，通过改变男女交合的姿势、体位、时间与方式，也可获得康复，这种疗法称为"以性治性"。

《医心方·卷二十八·房内》认为性事不当所致的疾患是可预防的，即使已经发生，夫妇感情重笃，叙绸缪，申缱绻，改变不正确的性事行为，是完全可以纠正的。这实际包含着行为治疗的内容。

《千金要方》："治之法，但御而不施，不过百日气力必致百倍。"所谓"御而不施"，意指阴茎纳入阴道中，而不泄精，体力自然健壮，阳痿也就康复了。实际上阴茎容纳于女方阴道中，患者自然产生一种性的感受，无疑有助于心理上障碍的消除。

《玉房秘诀》认为阳痿的防治有三项措施："必先和气，玉茎乃起；顺其五常，存感九部；避七损之禁，行八益

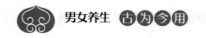

之道。"

《素女经》也介绍了通过男女交合而使阳痿康复的具体方法，"其法令女正卧，两股相去九寸，男往从之，先饮玉浆，久久乃弄鸿泉，乃徐内玉茎，以手节之，则裁至琴弦麦齿之间，故人淫佚心烦，常自坚持勿施写之。度册息令坚强乃徐内之，令至昆石当极洪大，大则出之；少息，劣弱复内之，常令弱入强出，不过十日坚如铁，热如火，百战不殆也。"这表明通过夫妇交合治疗阳痿是个连续不断的过程，只有先饮玉浆，弄鸿泉，闭精勿泄，弱入强出才能康复，并要经过一定时日。事实上男女性功能障碍，通过夫妇间的性行为调整，是可以康复的。

从男女交合的过程分析与探索性功能障碍的原因与治疗方法，虽然还不够全面和深入，甚至还有错误之处，但至少其所提供的思路仍不乏其借鉴的意义，这也不亚于美国的性感集中训练。

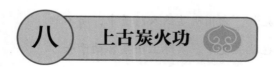

八　上古炭火功

上古炭火功是传统气功中最为古老的功法之一，相传起源于人类祖先开蒙时期，人们群居在一起，围绕篝火舞蹈、吐息，从中吸取能量与阳气，进而逐渐形成的自然功法。

这一功法动静相宜，与道家"人法地，地法天，天法道，道法自然"的宗旨极为契合，分为"吐纳""拍打""练架"三个部分。呼吸时虽以静心为本意，却并不刻意注重腹式呼吸的细、慢、匀，及意守丹田等；拍打时虽以穴位为基准，却更注重力量的传达；练架时虽要求姿势规整，却也注重身体的舒适与协调。正因如此，整套功法练习下来，能让全身骨骼肌肉都得到放松，同时利于气血运行，尤其对男性神经衰弱、遗精、阳痿、早泄、内脏下垂，女性月经不调、四肢冰冷、性冷淡均有良好效果。

准备活动

1.自然站立，双臂伸直，手向上捧推，脚跟随之提起；双手握拳拉回胸前，同时吐气，脚跟也随之落下；反复三次（理三焦，排浊气）。

2.双拳变掌，推磨胸部、侧胸、肩膀、双臂等部位，反复九次。（放松肌肉）

吐纳

练习吐纳功法，最佳时间为清晨。练功者可将一盆炭火和一盆清水放在室内，然后面对炭火，根据自身情况采取站姿、坐姿、卧姿进行练习。对于不方便放置炭火的家庭，可以面对东方初阳练习。

吐纳，分为吐气与纳气两部分。此功法在纳气时，以鼻腔上部，眉心处向内纳气，以意念引导其入丹田，使小腹膨胀，纳气时需缓慢、均匀、细长，真元之气自然可充斥丹田；吐气，又称擤气，鼻孔微张，将气息从鼻腔擤出，此时小腹内缓缓内凹，尾闾内收。需要注意的是，在此功法中，共吐纳21次，俗称"二十一口气"，静止时纳气，动作时

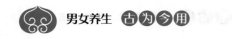

吐气。

起势：面向火盆，自然站立，双脚分开，略宽于肩，足尖内扣，目不斜视；两臂分别从身侧由外向内过头顶画大圈，回归腿侧时掌心向前，同时吐尽肺气。

1.纳气，双掌于身侧划大圈，至头顶时屈肘，掌心向下，缓缓下压，过鼻时吐气，至腹股沟时纳第二口气。

2.双臂向后伸直，分别从后向前划大圈，当双手划至胸前时，双掌变拳，吐气，屈肘收拳至腹股沟。

3.纳气，变拳为掌，重复1动作。

4.重复2动作。

5.重复3动作。

6.重复3动作。

7.重复2动作，但最后收拳至胸口。

8.纳气，松拳变掌，合掌于胸前，外旋手腕，手指冲斜下方，两臂向斜下方伸直，同时吐气；双掌自然左右分开回归身侧，掌心向前。

9.纳气，双掌由体侧划大圈至头顶合掌，同时吐气。

10.纳气，屈肘将双掌收回胸口，同时吐气。

11.纳气，合掌上举至面部，内旋手腕，指尖对准口鼻，同时吐气。

12.纳气，双手由手腕处分开，向前推出，同时旋转手腕，掌心向外，手指向上，同时吐气。

13.纳气，先使手腕旋转，手背相对，再双手侧平举，掌心向下，同时吐气。

14.纳气，双手下落回归体侧，然后再次平举，掌心向上，同时吐气。

15.纳气，双臂屈肘，双手翻腕，收回胸前，掌心向下，同时吐气；

双手下压至腹股沟。

16.纳气，双手向前平推，双臂伸直，同时吐气；双手四指握拳，拇指伸直，收拳头于胸前，拳心向上，拇指冲前。

17.纳气，手腕内旋，拳心向下，指缝相对，同时吐气。

18.纳气，手腕外旋，掌心向上，由身前向两侧展开，呈侧平举状，同时吐气。

19.纳气，足跟提起，以脚掌着地，连续下蹲三次，然后吐气；同时双拳收回腰间，拳心向上。

20.纳气，双拳向前冲出，手腕内旋，双臂伸直，同时吐气；坚持数秒，手腕外旋，收回双拳于腰间。

21.纳气，手腕内旋，变拳为掌，双手平推而出，掌心向前，同时吐气；完毕后回复自然站立，调整呼吸。

此功法可锻炼体内真气，加速血液循环，促进新陈代谢，提升精气神，健身祛病，延年益寿。

拍打

拍打功法，也称作"引导按蹻"，建议在清早起床时练习，可以焕发身体阳气。这一功法主要是通过拍打身前穴位，同时采用逆呼吸法，帮助劲力通达，由轻而重，由慢而快，引导气力刺激相关经脉，锻炼五脏，畅通气血，从而达到养生功效。

1.拍打胃海（中脘穴）：双脚站成左丁字步，双目平视，口齿微闭，舌抵上腭；左手握拳置于腰间，上臂紧贴左肋，同时以意行气于胃海；右手握拳，轻拍胃海七次，同时缓缓吐气，再拍七次。胃海直通脾胃，拍打后可按揉数次，调整呼吸，此法可中和胃气，调理中焦，帮助脾胃运化。

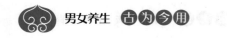
2.拍打气海（丹田）：与拍打胃海基本相同，左右手互换。此法有助丹田纳气，内辅气化。

3.拍打中府穴：拍打左、右中府穴方式分别与拍打胃海、气海方式相同。中府穴与肺脏相通，此法有清肃上焦，疏调肺气的作用。

4.拍打大包穴：双脚站成右丁字步，右手握拳，抬至额前，与额头相距一寸有余，拳心向外；此时以意行气至右大包穴，然后左手握拳进行拍打；左大包穴与此动作相同，方向相反。大包穴关联脾脏大络，此方法能刺激脾脏经络，有疏通筋骨，除却胸肋疼痛，消除全身倦怠的作用。

5.拍打血海（十二经海）：两脚分开，与肩同宽，头正目平，以意行气于十二经海，双手握拳，轻轻拍打。十二经海又称血海，拍打此处可舒宗筋，散厥气，调节气血，舒筋活血。

6.拍打日月穴：自然站立，双脚分开，与肩同宽，五指并拢，双手拍打日月穴30次，再交叉拍打胸腹部30次，同时呼出肺气；最后双手由上到下推拿肋胁，吐长气一次。日月穴与肝脏相连，拍打此穴可疏理肝气，中和中焦。

7.拍打双臂：左手握拳，左臂伸直斜放于身前，右手握拳从肩部沿手臂外侧拍打至腕部，然后再逆向拍打回肩膀，往返三次为一组；左右互换。

8.拍打双腿：坐姿，双手握拳，从臀部外侧向下拍打至脚踝，然后再返回拍打至臀部，往返三次为一组。

9.拍打后俞穴：前者站成骑马桩，挺胸收腹，身略前倾，舌抵上腭，双手握拳，拳面相贴，两腕交搁与头平，距额头寸余；后者站在其背后，先用右掌拍打其大椎穴三次，同时前者吐气；再用双掌由上而下，沿膀胱经拍打至骶部，再沿督脉向上拍打至大椎穴，往返三次；后用双手在前者两胁从上而下顺摩三次，按京门穴三次，前者随之吐气三次；再用右手从大椎穴按摩至尾闾穴，再连击三掌，前者同时吐气三次；最后用右手拍打大椎穴三次，前者空咳三声。

此功法拍打身前，为全身经脉气血聚集之处，拍打身后为经脉气血传输之所，经常拍打，不但可以宣通周身气血，调整脏器功能，还可以强筋健骨，锻炼肌肉。

练架

练架，可单纯理解为"练习架势"，即模仿自然界或者日常劳动中的形体架势，与站桩有相似之功效。

1.展筋式：自然站立，双手于胸前交叉，外翻后向上托举至头顶，掌心向上，然后向左右身侧弯腰摆动各六次，注意手肘伸直；再将手保持交叉，引动身体向前俯，双掌尽量接近地面，然后双手分开分别握住足跟或小腿肚，头部尽量靠近腿部，膝盖保持伸直。

功效：拉抻经筋，疏通气血，舒展筋骨。

2.运行气血：双脚分开与肩同宽，脚尖内扣，昂首平视，身微前倾；两臂伸直，双手成爪勾状置于后臀，右手从后向前甩至左肩窝，同时变爪为掌，掌心朝左，然后再甩回右臀，同时变掌为爪；再换左手，左右交替各做二十一次。

功效：增加气血循环，祛除肩部邪气。适用于肩周炎，肋间神经痛等病症。

3.风摆荷叶：骑马桩，双臂前平举，掌心向前；以腰为轴左右转动，同时屈肘推出，左右各六次；转动到一侧时吐气，恢复向前时吸气。

功效：降浮火，散郁气，稳心定神，疏通气血。适用于神经衰弱、胸闷，腰背僵硬等病症。

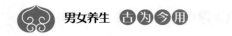

4.摇动海：两脚分开与肩同宽，双手侧平举，掌心向下；身体向右转，同时双手握拳，左拳置于头顶，离头三寸拳心向外，右拳置于背后，离腰三寸，拳心向后；身体再转向左边，双手随之动作交替；左右各三次为一组。

功效：对髓海、气海、血海、胃海均能起到保健作用。

5.操天架：两脚分开与肩同宽，两手从身侧向头顶击掌，然后顺势向后下方劈砍，同时下蹲；随后双手由后下向前方猛劈，随之双手变爪，同时双腿站直，挺胸收腹；恢复自然站立后，连续做五次。

功效：强肾固精，锻炼腰腿。适用于阳痿、遗精、神经衰弱等病症。

6.劈掌：右弓箭步，双臂垂直；右臂伸直，从身前画弧举到头顶，掌心向左，然后顺势下劈至身后，归回体侧；左手重复右手动作，左右交替各做十次。

功效：增强气血运行。缓解肩周炎，肩背疼痛。

7.大交叉：双脚开立，与肩同宽；双手握拳于胸前交叉，右腿抬起向右前方蹬出，右手向同方向出拳，左拳外翻至于肩侧，双手有拉开架势的感觉，左腿稍屈；左右交替各做六次。

功效：疏肝健脾，利胆强肾。适用于四肢乏力，腰椎间盘突出。

8.小交叉：自然站立，双手平举于额前，手心向外；平抬左腿，脚心向右，以右手背击打左脚脚尖，身体尽量保持直立；左右交替，进行八次。

功效：缓解下肢肿痛，适用于坐骨神经痛及四肢关节活动障碍。

9.探爪：自然站立，双脚分开，与肩同宽，双手握拳置于腰间，伸展握拳五次；双拳向身前推出，做前平举状，伸展握拳五次；再做侧平举状，伸展握拳五次；两臂伸直，举过头顶，掌心相对，伸展握拳五次；屈肘落下，大臂与肩平，双拳置于双耳两侧，掌心向下，伸展握拳五次；双拳归于腰间，循环三次。

功效：安神定心。适用于手指麻木，上肢无力等症状。

10.金鸡独立：直身站立，右腿屈膝上抬，双掌前推；双手握拳归于腰间，同时右脚蹬出；左右各进行三次。

功效：疏肝健脾，促进消化，壮腰健肾。

11.金鸡单展翅：自然站立，双腿尽量分开；左手手背紧贴右颈，右臂屈肘，右手由右肋窝，沿肋骨、腰外侧、小腿外侧至足跟后，同时左腿弯曲，身体向左倾；然后右手在体外画大圈，手背紧贴左颈；左手由胸前收回左肋窝，按右手方式运动；左右交替，各做三次。

功效：适用于腰胯麻木酸胀，腰身无力等症。

12.犀牛望月：左脚向前迈一步，两手握拳于耳侧，拳心向前；上身从下向右后转身，目视后方；左右交替练习。

功效：适用于腰膝酸软，腰背疼痛等症。

13.推窗望月：两脚分开大于肩宽，脚尖内扣，两臂侧平举，手心向外，指尖向前；然后两臂缓缓向身前靠拢，成前平举，掌心向外，指尖相对，目视指缝；坚持数秒后双臂恢复侧平举，连续五次。

功效：清心明目。适用于眼睛酸涩，肩膀酸麻。

14.左右托天：双手握拳置于腰间，拳心向上；右拳变掌上举，成托天式，然后握拳收回腰间，同时吐气；左右交替，各做六次。

功效：调理脾胃。适用于消化不良，胃气饱胀。

15.霸王举鼎：两脚开立与肩同宽，屈膝下蹲，双掌下按；双手犹如抓住重物，随身体缓缓直立，双手上提，至腋窝处反手为举，身体微微后仰；坚持数秒后恢复抓提状，随身体下蹲再缓缓按下，反复三次。

功效：升清降浊，调和脾胃，安神宁气。

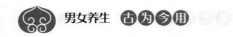

16.固精架：双脚分开与肩同宽，足尖内扣，双手握拳置于头顶一拳位置，拳心向上；屈膝半蹲，足跟提起，尾闾内收，气沉丹田；坚持数秒后还原，重复七次。

功效：强肾固精。适用于遗精、阳痿、胃下垂等症状。

17.晃麒麟：骑马蹲裆式，双臂下垂，掌心向下，由左向右摆动三次，然后两臂抬起，身体从左向右环绕三圈，再反向做同样动作；双臂放松下次，以身体带动手臂晃动七次，双手握拳提至腰间，拳心向上；同时口中发出"依"声，重复三次。

功效：疏肝益肾，利尿排便，疏通气血。适用于消化不良、遗精、阳痿、早泄等症。

18.摇肩泻火：两脚分开与肩同宽，双手交叉置于脐下，双肩向前摇动二十一次，再向后摇动二十一次，最后蹲起七次。

功效：排泄上焦火气，导气下沉。

19.后提：直身站立，双手自然下垂，双脚交替踢打臀部二十一次。

功效：调和气血，消除疲劳。

上古炭火功体系完整，动作简单易学，功效甚佳。练习时需注意，时间以早晚为宜，以炭火、日光皆可，目的是让身体在练功时吸收阳气与能量；一天中，酉时（17时～19时）为肾脏经络经气最旺盛的时期，也可以选择这一时间锻炼，补肾壮阳、增强性功能效果更佳。

小 贴 士：

练功不练腰，终究艺不高

常言道"练功不练腰，终究艺不高"，同时又有"上下九节劲，节节腰中发"的武术民谚。腰为人体中轴，上下转动的枢组，上连胸肩双臂，下辖臀胯双腿，所以无论练任何功法，腰部锻炼往往是根本。

对于房室养生而言，肾为先天之本，腰为肾之居所，练腰必然强肾。此处推荐三个练腰动作，可以日常练习。

1.半转扭：平躺仰卧，双手抱头，双腿屈膝；选一高度适中的枕头垫在腰背以下，然后扭动腰部，左右摇摆膝盖各二十次为一组，每次尽量让膝盖靠近床面；连续三组即可。

2.单腿转：平躺仰卧，双手扶腰，一只腿抬起，以膝盖带动，以大腿根为轴在空中转圈，此时能感觉腰部酸累。若腰部有疾病者，甚至可以听到腰部有响动。转三圈后，换腿，两边各做五组。

3.肘板扭转：趴伏床上，屈肘支撑上半身，双腿伸直支撑下半身，需要保持肩、髋以及脚跟在一条直线，呼气扭转，髋部触地，吸气回正。两侧重复此动作二十次为一组，做三组。

第八章

日常食补　固本培元

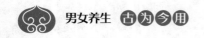

一　改善性功能的 9 种天然食物

常言道：药食同源。

就药物而言，自然界中的食物都更容易被人体吸收，而且副作用小，所以人们常说"药补不如食补"，有些食物经过烹饪后色香味俱佳，也更容易被人接受。尤其在"改善性功能"这一方面，美食既能满足口欲，又能辅助性欲，绝对是两全其美。

韭菜：民间的壮阳草

韭菜，俗称"壮阳草"，自古便受到男士们的喜爱，不仅在民间家喻户晓，很多名人高仕也对其情有独钟。唐代诗圣杜甫就有"夜雨剪春韭，新炊间黄粱"的名句；宋代文学家苏东坡更有"渐觉东风料峭寒，青蒿黄韭试春盘"的佳词。《本草拾遗》中写道："韭菜温中下气、补虚，调和脏腑，令人能食，益阳。"不仅对男子的阳痿、早泄、遗精、尿频等病症有良好的辅助治疗作用，而且对缓解女子腹痛、月经不调也有一定功效。在常规菜品中，韭菜分别与鸡蛋、虾仁烹饪都是非常好的选择。针对补肾壮阳而言，韭菜与海肠搭配的菜品，滋补功效相对更佳。

此外，韭黄与韭菜功效相似。《方脉正宗》中有一食疗方："韭菜白（韭黄）八两，胡桃肉（核桃仁）二两，同脂麻油（香油）炒熟，日食之，服一月。"此方对治疗肾阳亏虚，阳痿，早泄，腰腿冷痛等病症有奇效。

蜂王浆：青春的保鲜剂

自然界中，一个蜂群通常由数万只蜜蜂组成，其中只有一只蜂王，数只雄蜂，其余均为工蜂。蜂王身体长度是工蜂的两倍，体重是工蜂三倍，而寿命则是工蜂的三十倍以上。之所以两者相差如此之大，关键就在于蜂王终生都在食用"蜂王浆"，而工蜂只有在出生后两三天时有资格吃蜂王浆，随后只能吃蜂蜜、花粉等。更重要的是，蜂王拥有旺盛的生育能力，而工蜂很早便丧失了生育能力。由此，医学界猜测：蜂王长寿且青春的秘密就在蜂王浆中。

除了常规营养之外，医学证明蜂王浆中还含有一种叫"天门冬氨酸"的物质，它可以促进性腺发育，提高性功能，所以中老年人或者性功能衰弱的人群服用，有延缓性功能减退，提高性欲的功效。但未成年者不建议服用蜂王浆，否则有催促性早熟的可能性。

鹿茸：生精补髓良品

鹿茸，是指梅花鹿或马鹿未骨化的雄鹿幼角，也是鹿角顶端最柔嫩的部分。由于雄鹿鹿角每年会脱落、生长一次，通常在2月脱落，4～8月期间生长，每天生长3mm左右，极其珍贵。传统医学典籍《神农本草经》中将鹿茸与人参、灵芝、雪莲、何首乌等名贵药材并列为中药珍品，李时珍所著《本草纲目》中更直接点明鹿茸有"生精补髓，养血益

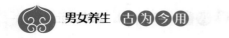

阳"的功效。

传统医学认为，鹿茸是一味专补人体督脉的灵药，可助肾阳、补精髓、强筋骨，适用于肾阳不足、精衰血少等；尤其是男子的阳痿早泄，女性的宫寒不孕均有良效。病患可根据自己具体情况，在遵循医嘱的情况下，男子搭配鹿血酒服用，女子与鹿胎膏一起食用，效果更佳。笔者与恩师齐来增配置的强阳酒，君药为鹿茸，饮用2两后，次日晨勃明显。

羊肉：肉食里的人参

羊肉自古以来便是滋补佳品，其性温味甘，可益气补虚，御寒生热，温中暖肾，对身体因阳虚而引起的贫血、神经衰弱，及性功能障碍者有非常好的辅助疗效。《本草拾遗》中将羊肉比作"肉食中的人参"，堪称温补强身的肉中上品。而现代医学证实，羊肉中除了常规营养之外，还含有微量的性激素，可增强男子阴茎勃起能力，达到壮阳的目的。

《金匮要略》中记载一剂名曰"当归生姜羊肉汤"的药膳方：当归20～30g，生姜100～150g，羊肉500g。羊肉洗净切小块，放入沸水汆出脏血后捞出晾凉。当归、生姜切大块，纱布包裹。砂锅中放入适量清水，将三者放入，大火煮沸后撇去浮沫，加入葱、料酒转小火慢炖，肉烂后加入盐调味，即可食用。此药膳可补气养血，暖腰补肾。

牡蛎：男人的加油站

近几年，市面上出现很多"牡蛎精"类型的男性保健品。牡蛎，早在李时珍的《本草纲目》中便有记载。牡蛎能治虚损，可壮阳、解丹毒，补充气血，令肌肤细腻，延缓衰老。现代医学研究证明，牡蛎中含有大量精氨酸，以及微量元素亚铅。男子如果缺少精氨酸，精子的质量与数量都会明显下降，而如果体内亚铅不足，则会出现性功能下降、阳痿、前列腺肿大、性器官发育不良等病症。

对于牡蛎的食用，虽然市面上的菜品多种多样，但为了不破坏其营养，依然建议使用最简单的方法进行烹饪，例如清蒸、水煮、烤制等等，一方面可以品尝牡蛎原汁原味的鲜香，另一方面也有助于营养的吸收。

松花粉：有益传宗接代

松树，是大自然中的常青树。中国古代的医学者也早已发现这一点，并开始探索松树生命之奥秘，力求取其精华，用于治疗疾病或补益身心。其中，松树的生命之源——松花粉，作为药食兼用，在中国已有千年历史。《神农本草经》中记载："花粉，气味甘平无毒，主治心腹寒热邪气，利小便、消淤血，久服轻身、益气力、延年。"而松花粉的花源往往单一纯净，成分稳定，且无农药污染，堪称"花粉之王"，具有益肾精、养心神、补气血、缓解阳痿早泄、慢性前列腺炎、前列腺增生等男性疾病的功效。

唐代诗人白居易曾在《枕上行》中写道："空腹先进松花酒，膝冷重装桂布裘；若问乐天忧病否，乐天知命了无忧。"宋代词人苏轼也曾写《松花歌》："一斤松花不可少，八两蒲黄切莫炒。槐花杏花各五钱，两斤白蜜一起捣。吃也好，浴也好，红白容颜直到老。"据此可见古人凭借松花的养生之道。

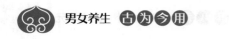
黄鳝：水中的活人参

黄鳝，性平、味甘，自古以来在民间有"水中之参"的称号。可滋阴清热，补肾壮阳，生精助兴，解毒除风。适用于对阳痿早泄，慢性肾炎、尿道炎、尿失禁，以及神经衰弱等病症。

黄鳝在自然界中是少见的"变性生物"，通常从胚胎到产卵前，黄鳝大部分都是雌鳝。在黄鳝产卵之后，它的卵巢就会逐渐变成精巢，这个时期叫作"雌雄兼体"时期。然后随着个体的生长，黄鳝的卵巢完全变成精巢之后，就变成雄性。正是因为这样的生理特征，黄鳝的肉质格外美味，其营养也格外丰富。它不仅能恢复性功能，而且对提升肝功、增强记忆、保护视力等均有益处。

荔枝：经典壮阳验方

苏轼曾在诗中写道"日啖荔枝三百颗，不辞长作岭南人"。荔枝不仅味道鲜美，而且具有养肝血、补精髓、益气色等功效，对脾气虚弱、阳痿不举、滑精早泄、神经衰弱等症状也有一定的辅助治疗作用。

清代医学家鲍相璈曾在《验方新编》中记录一则名为"千口一杯饮"的方剂，书中说到"此方专治阳痿不举，一杯作二三百口缓缓饮之，能生精、养血、益气、安神。"其用药分别为：人参15g，熟地黄15g，枸杞子15g，淫羊藿10g，沙苑子10g，远志10g，母丁香10g，沉香3g，荔枝肉7枚。制作方法：黄酒1000mL，密封浸泡3日，隔水煮半个时辰，后埋入土内一夜，去除火气。服用时意守丹田，取小汤匙饮用，每次一小口，咽下后感觉药酒直达病灶。一杯酒分的口数越多越好。此方对肾阳虚弱，精子活力低下，以及阳痿等症有奇效。

"鞭"与"蛋"

民间食疗自古有"以形补形"的说法，手脚不力吃鸡爪、猪蹄；眼涩、近视吃鱼眼；心脏有疾则吃猪心、牛心……诸如此类。而中医也有"以脏补脏"的学说，所以男子常寻动物"鞭""蛋"来滋补生殖器。

现代医学认为，"鞭"的主要结构为海绵体，其含雄性激素较少；而"蛋"中含有的雄激素相对丰富，其滋补效果远胜于"鞭"。此外，真正的蛋，如鸡蛋、鹌鹑蛋等，其滋阴补阳，以及对性功能的益处，也在"鞭"之上。

小 贴 士：

鲜羊睾丸的妙用

北京中医齐来增在治疗男子少精症时，常嘱托患者购买鲜羊睾丸，切片蘸盐生吃或开水烫后蘸调料服用，一天一个或半个，约1~3个月后，少精症得到明显改善。而他不主张以"鞭"类来生精壮阳。

春方药性歌

药中何物最兴阳？石燕堪扶最健强，

至大至坚须蛤蚧，无休无歇赖羚羊，

固阳壮气川巴载，补血生精蜀地黄，

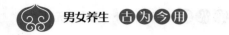

硬熟茱萸并五味，最兴故纸与蛇床，

更有一般通水道，蚯蚓只奔到膀胱。

助阳丹歌

附子青新尖草芽，茴香没药共天麻，

海马麝香石燕子，蝎梢十个不须加，

丁香川椒菟丝子，临丸可碾好朱砂，

若是鼻中闻此药，不是黄瓜是菜瓜。

二　活跃性功能的 5 种粥品

日常众多主食里，以粥品最为养人。粥品的含水量高，水分与淀粉相结合，比单独喝水容易滋润肠胃，更容易吸收营养。与其他食材的相容性很好，与蔬菜搭配可以补充维生素，与瘦肉搭配可以补充铁、锌等微量元素，与粗粮搭配可以增强饱腹感……而加上滋阴壮阳的药食，则能起到活跃和增强性功能的作用。

1. 壮阳韭菜粥

精选食材：韭菜90g，粳米150g，食盐、鸡精适量。

烹饪方法：将淘净的粳米放入砂锅，加入适量水，大火煮沸后转小火慢熬；其间将韭菜洗净后切碎，待米煮熟时撒入其中，搅拌均匀后继续小火慢熬，直到粥变色且溢出香气，加入适量食盐、鸡精调味即可。

粥品功效：补肾壮阳，固精健脾。适用男性阳痿、早泄、遗精、白浊、尿频；女性痛经、虚寒、白带过多等症状。

注意事项：由于韭菜特性，建议现煮现喝；有内热、疮疡等病症患者不宜食用。

2. 锁阳羊肉粥

精选食材：锁阳20g，羊肉100g，粳米100g，葱段、姜片少许，食盐、鸡精适量。

烹饪方法：先将羊肉洗净后切成小块，放入水中煮开去血沫，捞出待用。将锁阳煎出药汁，将药汁撒入羊肉中拌匀，再将羊肉与洗净的粳米一同放入砂锅，加入适量水，大火煮开后转小火慢熬。待肉烂米熟时，加入适量食盐、鸡精调味即可。

粥品功效：益气补虚，温中暖下。适用于男性肾阳不足、精血虚亏所致阳痿早泄、腰膝酸软，以及女性产后虚弱、畏寒怕冷等症状。

注意事项：凡有热邪病症，大便稀溏者不宜食用。

3. 强阳龙骨粥

精选食材：煅龙骨30g，糯米100g，适量红糖。

烹饪方法：将煅龙骨捣碎，放入砂锅中加入少量水煎一小时，然后祛除其渣滓，取其汁液待用。将糯米洗净放入砂锅中，加入适量水，大火煮沸后加入煅龙骨汁与红糖，转小火慢熬。待米熟后煮成半稠粥即可。

粥品功效：镇心安神，收敛元气。适用于男性遗精白浊、大便滑

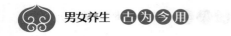

泄、小便不尽，女性崩带、崩血及元气不固等病症。

注意事项：凡热郁积滞，湿热实邪，大便秘结者不宜食用。

4. 补阳山药粥

精选食材：山药50g，粳米50g，龙眼8枚。

烹饪方法：山药去皮切丁，龙眼肉剥好切丁，与洗净的粳米一同放入砂锅中，大火煮开后转小火慢熬，米熟后加入少量调味品即可。

粥品功效：滋阴补肾，开胃健脾。适用于男性性欲下降，阳痿不举；女性气血不足，脾胃虚弱等病症。

注意事项：若身体火气上升，虚火旺盛，可将龙眼数量减半。

5. 助阳枸杞粥

精选食材：枸杞子30g，羊肉100g，粳米100g，葱段少许，食盐、鸡精适量。

烹饪方法：将羊肉洗净，放入水中煮开去血沫，捞出切碎，与枸杞子、葱段、粳米一起放入砂锅，大火煮开后加入适当料酒，转小火慢熬；待肉烂粥稠后，加入食盐、鸡精等调味即可。

粥品功效：滋补肾气，强壮元阳，适用于男子肾虚劳损、阳气衰败所致腰肾疼痛、尿频遗尿，女子阴虚尿频、腰腿酸痛等症。

注意事项：此粥可再次升级，即准备一枚羊睾丸，提前剖开洗净，清除骚腺，切丝后与食材同时下锅，滋补助阳效果更佳。

常言道：喝粥，喝的是功夫。粥品的重点通常并非在于烹饪技巧，一方面在于食材本身的营养价值与煲粥所需的时间。另一方面，也正是因为粥品的烹饪方法简单，往往能保留并激发出食材本身的味道与营养，更容易被人体吸收。最重要的是，对于房室养生而言，与药物刺激性功能相比，食用粥品可以温补养护，逐步恢复，对身体更加适宜，其功能也更加稳固。

山药趣事

山药，饿的时候可以充饥，饱的时候可以滋补，是人类最早作为食用的植物之一。早在《神农本草经》中便将其列为上品，李时珍还特别在《本草纲目》中为其释名，言其本名薯蓣，因唐代宗名预，避讳改为薯药；又因宋英宗讳署，改为山药。

晋代名臣罗含在其《湘中记》中记载过一则有关山药的故事：东晋永和初年，有一个采药人来到衡山，因迷路粮尽，只好坐在悬崖下休息。忽看到有一老翁，面色年轻，正对着石壁看书。采药人以饥饿告之，老翁给他食物吃（食物即为薯蓣），并指点他出山之路。采药人走了六天才回到家，而仍不知饥，由此方知薯蓣功效神奇。

孕妇不食兔肉的最早记载

湖南长沙马王堆汉墓出土房室养生学《胎产书》，用两人对话的形式讨论孕胎等问题，是关于怀胎、胎教和优生论述的帛书。书中认为月经干净后三天同房就可以受孕，单日得男，双数则得女。大家知道下次月事前14～16天是排卵期，这种说法显然没有科学根据。至于书中提出的怀孕第一个月饮食要精美，不要食辛辣腥臭之物；怀孕第二个月要安静，避免房事，

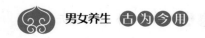
有一定的科学道理。书中还谈到怀孕三个月时，胎儿"未有定仪，见物而化"，故孕妇宜见大人，不宜见侏儒，这个是没有道理的。提倡"不食葱姜，不食兔羹"，这些就是中国最早的有关胎教和优生的论述。

三 提高性功能药酒4例

　　传统医学奉酒（通常指粮食酿造的白酒）为"百药之长"，因其不仅本身可以促进气血运行，温阳驱寒，更重要的是可作为一种良好的溶媒，将药物的药性溶于其中，然后借助酒力行使药性达于四肢百骸和脏腑之间，从而更好地发挥药物医治疾病、滋养身心、延年益寿的作用。

　　国人使用药酒的历史非常久远，《黄帝内经》有"汤液醪醴论篇"，《素问》中有"上古圣人作汤液醒"的记载，张仲景的《金匮要略》中收录了红蓝花酒、麻黄醇酒汤的煎服方法，孙思邈的《备急千金要方》则较全面地论述了药酒的制法与服法，《本草纲目》则记载了烧酒的制作即用蒸馏法……或内服，或外用，或两者皆可，就连武侠小说、影视作品中也不乏提及"药酒"的妙用。

　　最早有确切名称的药酒出自秦汉时期，如《内经》中的"鸡矢醴"或《金匮要略》中的"红蓝花酒"等。多以单味药或一方中主药的药名作为药酒名称，这方法成为后世药酒命名的重要方法。本节仍以"房室保健"为核心理念，推荐4款适合家庭泡制的养生药酒，读者可根据个人体质适量饮用，能有效提高房室功能。

1.狗宝壮阳酒

精选中药：海狗肾一对，蛤蚧尾一对，当归10g，山萸肉、红参各20g，狗脊、菟丝子、枸杞、肉苁蓉各30g。

制作方法：选用高度白酒1.5L，将中药全部放入酒中，冬季浸泡一月左右，夏季浸泡半月左右即可。

服用方法：每日午后、睡前各一次，每次30mL左右。

主要功效：滋补肾阳，助力勃起。

2.海马红参酒

精选中药：海马15g，红参30g，海狗肾一对，鹿茸10g，菟丝子、肉苁蓉、淫羊藿各30g，韭菜籽60g。

制作方法：选用高度白酒1.5L，将药物捣碎后置于酒中密封，浸泡20天以上，后过滤残渣即可饮用。

服用方法，每日睡前30mL。

主要功效：助力勃起，强健腰膝。

3.鹿马同行酒

精选中药：鹿茸8g，海马10g，红参30g，枸杞子60g。

制作方法：精选高度高粱酒1L，将药物捣碎后置于酒中浸泡，密封一月，后过滤残渣即可使用。

服用方法：每日睡前，温热后服用30mL。

主要功效：补肾壮阳，增益精血，强筋壮骨（相传，此方源自秦

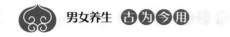

朝，是赵高进贡于秦二世胡亥。最初以马鞭、鹿茸为主要原料，医家以"指鹿为马"典故为讽刺，取名"鹿马同行"。后因马匹为战争物资，民间不得使用，故以海马代替，效果仍佳）。

4. 仙灵地黄酒

精选中药：淫羊藿、熟地黄各100g。

制作方法：精选高度白酒2L，将药物捣碎置于酒中，密封浸泡20日左右，后过滤残渣即可使用。

服用方法：每日午饭、晚饭各一次，每次30mL左右。

主要功效：滋阴壮阳，主治阳痿。

药酒作为房室养生的辅助补品，在饮用时还需多加注意。其一，一定要选高度（52°以上）的白酒作为溶媒，方能有效将药物成分溶出，有助人体吸收；其二，对于不适宜饮酒的患者，或有其他病证（高血压、糖尿病、脂肪肝等）需戒酒的患者，不建议使用药酒；其三，若确诊为病理性的性功能障碍，建议谨遵医嘱进行治疗，药酒仅可作为轻型病证患者的选择。

药酒故事

《博物志》中记载这样一个故事："昔有三人冒雾早行，一人空腹，一人食粥，一人饮酒。空腹者死，食粥者病，饮酒者健。盖酒能御霜露、辟邪气故也。"人们认定酒不仅可以暖身驱寒，而且可以御邪辟毒，与药相通，于是便想到将酒中加入药物，以增其效。

药酒最早起源于殷商时期，当时除了"酒""醴"之外，还有一种名为"鬯"的酒，以黑黍为酿造原料，加入郁金香草酿成的，是有文字记载的最早药酒。鬯常用于祭祀和占卜，有驱恶防腐的作用。《周礼》中还记载："王崩，大肆，以鬯"。意思是说帝王驾崩之后，用鬯酒洗浴其尸身，可较长时间地保持不腐。由此可见，最早的药酒是"外用药酒"。

四 增强性功能药膳8例

药膳，是传统医学的一个重要组成部分，也是中华民族历经数千年不断探索、积累而逐渐形成的一门独具特色的临床实用学科。药膳的起源几乎与人类起源同步。据推测，人类祖先为了生存，从大自然中寻找食物，久而久之，发现很多食物不仅可以充饥果腹，还能加快伤病恢复，对身体有医疗作用。虽然最开始的时候人类无法将药物和食物完全分开，但此二者共同食用的现象即为药膳的雏形，也是传统医学"药食同源"理论的根基。

药膳可以看作是传统医学、烹饪学、营养学的有机结合。将药材与具有药用价值的食材搭配，烹饪出色香味俱佳的膳食。食材中和了药材的毒性，又激发了药材的药力。药物为食物增添了别样的味道，同时也赋予了食物更高的价值，二者相辅相成，相得益彰。

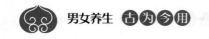

本节依然立足于房室养生理念，推荐8例能够增强性功能的药膳，希望能让更多注重养生之人，在品尝佳肴的同时，满足房室需求。

1. 鲜虾韭菜

药膳原料：活青虾250g，新鲜韭菜250g，老姜一块。

烹饪方法：青虾洗净，剪去虾枪、虾须、虾腿，去虾线；韭菜洗净，切段备用；锅内倒入适量麻油，加热至七成时放入青虾煸炒，同时加入少许黄酒；虾身发红后，加入韭菜、姜末、食盐，再次翻炒至韭菜嫩熟；最后撒入少许鸡精调味。

滋补功效：补肾壮阳，排浊生精，适用于男性肾阳亏虚所致阳痿或女性性冷淡。

2. 黄芪枸杞炖鸽子

药膳原料：黄芪30g，枸杞30g，鸽子一只。

烹饪方法：鸽子清理干净（可整只，也可剁块），与黄芪、枸杞一并放入砂锅之中，加入适量水同煮，至鸽子肉熟即可；出锅时加入适量食盐、鸡精调味。汤品、鸽子肉、枸杞均可食用。

滋补功效：补益肾气，增强性功能，适用于男子中气不足所致阳痿。

3. 莲子桂圆炖猪心

药膳原料：桂圆肉20颗，莲子10颗，猪心一个。

烹饪方法：桂圆肉与莲子共同放入碗中，以温开水浸泡1小时，待用；猪心剖开，洗净，放入沸水中焯去血水，捞出后过一遍凉水，切成薄片；将三者与浸泡莲子桂圆的水一同放入砂锅，再加入适量清水，大火烧开后，加入料酒，小火慢炖；猪心煮烂后加入葱花、姜末、食盐、味精、五香面等调味，再以小火慢炖10分钟即可。汤品、猪心、莲子、桂圆均可食用。

滋补功效：补心益气。适用于思虑过重、失眠多梦，男性心脾两虚所致阳痿。

4. 仙茅炖瘦肉

药膳原料：仙茅10g，猪瘦肉200g。

烹饪方法：仙茅洗净，捣碎后以纱布装好，作为药包；猪瘦肉切小块，与药包一起放入砂锅，加入姜片、葱结与适量清水，大火煮沸后加入料酒、食盐，再以小火慢炖90分钟；出锅前加入适量鸡精调味。喝汤，食肉。

滋补功效：滋补肾阳，强筋健骨，祛除寒湿。适用于阳痿精冷，男女性冷淡，以及四肢不温、腰膝畏寒等症。

5. 肉苁蓉炖豆腐

药膳原料：肉苁蓉30g，豆腐200g，胡萝卜、虾米少许，鸡汤适量。

烹饪方法：肉苁蓉切碎，以纱布包好，投入砂锅中，加入适量清水后以中火烧20分钟，以出味为准；豆腐、胡萝卜切块，与虾米一起放入砂锅，同时撒入葱花、姜丝，倒入鸡汤；大火煮沸后小火慢炖40分钟；出锅前加入适量食盐、味精调味。只喝汤。

滋补功效：滋阴益气，补肾壮阳，润肠通便。适合肾阳亏虚所致阳痿。

6. 川断杜仲炖猪尾

药膳原料：川续断10g，杜仲10g，猪尾2只。

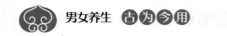
烹饪方法：川续断与杜仲分别用纱布包好；猪尾洗净，与川续断、杜仲同时放入砂锅，加入姜片、料酒、酱油与适量清水，大火煮沸，小火慢炖，直至猪尾肉烂方可；出锅前加入适量食盐、味精调味。喝汤，吃猪尾。

滋补功效：补肾壮阳，补气利腰，提高性功能。

7. 虾仁煨羊肉

药膳原料：白羊肉200g，虾仁80g。

烹饪方法：羊肉切小块，放入砂锅，加适量大料去腥味，大火烹煮；待羊肉八成熟时，放入虾仁，同时放入数片生姜，与羊肉共同煮熟；出锅前加入适量食盐、味精、胡椒粉调味。喝汤、吃羊肉、虾仁。

滋补功效：温补气血。适用于男子肾阳不足之阳痿，女子体质虚寒之性冷淡。

8. 龙王虾将汤

药膳原料：泥鳅4只，活虾20只（左右）。

烹饪方法：泥鳅清理干净，活虾剪去虾枪、虾须、虾腿、虾线；烧锅热油，葱姜蒜爆锅，先将泥鳅煸炒至五成熟，然后加入清水，大火烧开后放入虾，共同煮汤。汤品、泥鳅、虾均可食用，需连吃10天方可见效。

滋补功效：补益脾肾、利水解毒，增强性功能，缓解性冷淡。

食用药膳，确实有益于增强性功能，但要注意适应证，不然适得其反。药膳仅可作为辅助治疗，在疾病初期作为滋补恢复，若性功能出现严重障碍或疾病，仍需及时前往医院，谨遵医嘱。

小贴士:

烹调也需辨证

食疗不能一味追求味美,要以能保健与疗效为第一要素,所以食物做法的选择也需要辨证论治,不可呆板拘泥。要根据食物的性质、患者的体质、病证的缓急、季节的各异及个体嗜好而定。做法有煎炒、煲汤、煮粥、清炖、蒸煮等,食型有粥、饭、饼、酒、汤、丸、片等。欲其效速者可取酒剂,如蛤蚧酒、鹿茸酒、锁阳酒、肉苁蓉酒等,酒能活血通经,用于阳痿、阴冷、性冷淡者尤宜,但不能过量。脾胃虚弱者宜选用汤、粥等便于补益吸收,如鸡汤、鸽子汤,对性欲或性功能低下且脾胃不佳者更佳。老年人阴阳俱衰,滋补求缓,饮食品之汁营养丰富易于消化吸收,如羊肉汁、牛肉汁、龟肉汁等更宜。

肉苁蓉与成吉思汗

金明昌元年(1190年),铁木真的结拜兄弟札木合因对铁木真心生嫉恨,联合泰赤乌等十三部共三万人,进攻铁木真。铁木真便集结部众组成十三翼(营)迎敌,这便是著名的"十三翼"之战。

起初铁木真因轻敌战败,被围困沙山。此时,札木合自以为胜券在握,为彰显实力,便当众残忍地将俘虏用大锅煮杀。民间传言,札木合这一残暴行为激怒了天神,突然沙漠中有一神骏飞奔闯入铁木真大营,将精血射向沙山上的梭梭树根,然后用蹄子刨出了像生殖器一样的植物根块,铁木真与部将们吃了根块,神力涌现,冲下沙山,一举击溃了札木合部落。而这

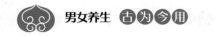
一激发蒙古铁骑男儿力量的食物，在蒙古语中叫作"查干告亚（沙漠里的人参）"，即为肉苁蓉。

五　恢复性功能茶品7例

茶、可可、咖啡，并称为"世界三大饮料"，其中"茶"不仅位列首位，也是国人最青睐的传统饮品。当今社会普遍认为，茶文化起源于华夏，目前已知的最古老的茶叶便出自汉景帝时代，距今已经有两千多年的历史。此外，中国自古有"神农尝百草，日遇七十二毒，得茶而解之"的传说，虽无可考，却可说明国人在很早的历史时期便对茶有了较为详细的认知。

传统医学一直肯定茶的药用价值。首先，茶圣陆羽曾在《茶经》中写道："茶之为用，味至寒，为饮最宜。精行俭德之人，若热渴、凝闷、脑疼、目涩、四肢烦、百节不舒，聊四五啜，与醍醐、甘露抗衡也。"从中不难看出茶本身就是一种特殊的草药。其次，后世医者潜心钻研，不仅活用茶叶清心利尿、祛湿除烦的特点，而且分别加入不同药材制成药茶，既不影响口感，又可辅助治疗多种疾病。如宋代《太平圣惠方》中便记载了"葱豉茶方""薄荷茶方""石膏茶方"等八种著名药茶方剂，均为以茶入药或叫以药入茶，有较好的疗效。

由"房室养生"角度出发，本节推荐7例茶品，可以辅助男女补肾益气、滋阴壮阳、调节内分泌，以达到恢复及增强性功能的效果。

1. 强精补肾茶

主方：祁门红茶。

配方：锁阳、枸杞子、何首乌、黄精、淫羊藿、巴戟天、银杏叶、红枣片各少许，红糖适量。

用法：以沸水冲泡，一日一例，缓缓品饮；直至茶色、茶味尽失为止。

功效：补肾生精，滋阴壮阳，通血调经。对于男子性功能减退，腰膝酸软，女子月经量少，手脚寒凉等病症皆有疗效。

2. 补气养血茶

主方：祁门红茶。

配方：黄芪、党参、红花、红枣各少许，枸杞、红糖适量。

用法：以沸水冲泡，一日两例，频繁饮用。茶无味后即换。

功效：补充元气，滋养血液，健脾强肾，抵抗疲劳。此茶温润滋补，尤其适用于女子血虚气衰、月经不调、经量少、经色淡，性欲冷淡等症状。

3. 长寿枸杞茶

主方：云南红茶。

配方：精品枸杞，量为红茶三倍。

用法：以沸水冲泡，或煮汤饮用；也可加鸡蛋一枚共同煮食。一日一例，可先食鸡蛋，后频繁喝茶，续水续煮，最后将枸杞吃完即可。

功效：此茶实际是"以茶入药"。主选枸杞，《本草纲目》中记载："枸杞，补肾生精，养肝明目，坚筋骨，去疲劳，易颜色，明目安神，令人长寿。"作为众所周知的滋补良药，与红茶搭配，用于肝肾两虚之阳痿遗精、精力衰退等症。

4. 藿香爽气茶

主方：绿茶。

配方：藿香、薄荷、麦冬、甘草、桑叶、决明子、枇杷叶各少许。

用法：开水泡饮，每日一例，口中含饮。

功效：此茶可洁齿润肠，散热去湿，清肺通府，口气清新。浅至生活职场，深至房室亲热，相信无论男女，若口中有异味必然不美，故而特荐此茶。

5. 固精菟丝子茶

主方：菟丝子30g。

配方：红糖适量。

用法：将菟丝子捣碎，加水煎煮后去除残渣，最后加入红糖代茶饮用。一日一例，推荐频繁多饮。

功效：《中国药典》中记载"（菟丝子）补肝肾，益精髓，养肌强阴，坚筋骨，益气力，肥健人"。特别适用于阳痿早泄，精元不固，精液稀少，腰膝无力等症状的中老年男子。

6. 壮阳淫羊藿茶

主方：淫羊藿20g。

配方：蜂蜜适量。

用法：淫羊藿洗净，捣碎后以沸水冲泡，覆盖焖置；待其温度适中后，可代茶饮用，推荐频繁多饮。

功效：补肾壮阳，适用于男子阳痿、遗精、精力不足、容易疲惫等症状。长期服用，不仅能帮助恢复性功能，也会增加性欲。

7. 安神五味子茶

主方：五味子15g。

配方：大块冰糖适量。

用法：五味子洗净，放入筛子中，以沸水冲烫；与冰糖共同放入容器中，再以开水冲泡。一日2例，代茶饮，适量即可。

功效：养心安神，补肾养精。适用于男子阳痿早泄、遗精尿频、失眠健忘等症状。

茶品保健养生有三大优势：其一，服用便捷，如同日常饮水一般，无须特定时间或者繁杂的制作过程，省心省力；其二，容易入口，多以茶味中和药味，不会像喝药一样苦涩难咽；其三，药性温和，无论是以茶入药还是以药入茶，都以茶性中和药性，同时伴有大量水分，冲淡药劲，让滋补更加温和、更易吸收。临床上因熬药不便的患者如长途司机，通过小方药茶也能达到较好的效果。

小贴士：

药茶小记

药茶是华夏中医药文化的重要组成部分，最早记载药茶方剂的是三国时期的张揖所著的《广雅》："荆巴间采茶作饼成米膏出之。若饮，先炙令赤……其饮醒酒。"此方具有配伍、服法与功效，被誉为"最早的药茶"。

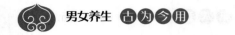
　　除此之外，各代名医也对药茶情有独钟。梁代陶弘景认为"苦茶能轻身换骨"，并提出以天冬等药物也可代茶饮用；孙思邈所著《千金要方》中载有"竹茹芦根茶"等10首药茶方；王焘的《外台秘要》中载有"代茶新饮方"，详细论述了药茶的制作和饮用方法；陈藏器则在《本草拾遗》中赞誉药茶"上通天境，下资人伦，诸药为百病之药，茶为万病之药"。

参考文献

1.周一谋.中国古代房事养生学［M］.北京：中外文化出版公司，1989.

2.江晓原."性"在古代中国——对一种文化现象的探索［M］.西安：陕西科学技术出版社，1988.

3.李彪.中国传统性治疗学［M］.海口：三环出版社，1992.

4.高罗佩，杨权，等.秘戏图考［M］.广东：广东人民出版社，1992.

5.刘达临.中国古代性文化［M］.银川：宁夏人民出版社，1993.

6.丹波康赖.医心方［M］.北京：人民卫生出版社，1993.

7.樊友平，杨放，程嘉骧，等.中华性学观止［M］.深圳：广东人民出版社，1997.

8.马晓年.马大夫谈性科学［M］.呼和浩特：内蒙古人民出版社，1998.

9.刘达临，胡霞，张月，等.中国性百科全书［M］.北京：中国大百科全书出版社，1998.

10.刘达临.中国历史房内考［M］.北京：中医古籍出版社，1998.

11.石方.中国性文化史［M］.哈尔滨：黑龙江人民出版社，2003.

12.马晓年.现代性医学［M］.北京：人民军医出版社，2004.

13.刘杰.中国八卦性学［M］.青岛：青岛出版社，2006.

14.郭应禄，李宏军，等.前列腺炎［M］.北京：人民军医出版社，2007.

15.樊友平，石志超，等.中国性医学［M］.大连：大连出版社，2007.

16.徐福松.徐福松实用中医男科学［M］.北京：中国中医药出版社，2009.

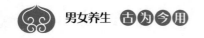

17.宋书功，谢继增，等.古代房中养生真要［M］.北京：中医古籍出版社，2010.

18.宋书功.中国古代养生集要［M］.北京：中医古籍出版社，2011.

19.李元文，刘春英，等.中医性学［M］.北京：北京科学技术出版社，2013.

20.冯国超.中国古代性学报告［M］.三河：华夏出版社，2014.

21.宋书功.杏林漫录［M］.北京：中医古籍出版社，2014.

22.宋书功，王耀堂，等.医心方房内方论与功法［M］.北京：中医古籍出版社，2016.

23.王劲松，王心恒，王晓虎，等.王劲松中医精室论［M］.南京：东南大学出版社，2016.

24.秦云峰.性事正能量与性康复［M］.香港：中国文化出版社，2016.

25.陶林.婚姻与性治疗［M］.深圳：深圳报业集团出版社，2016.

26.戚广崇.实用中医男科学［M］.上海：上海科学技术出版社，2018.

27.郭应禄，夏术阶，吕福泰，等.郭应禄男科学［M］.北京：人民卫生出版社，2019.

28.金保方.阳痿论评注［M］.北京：中国中医药出版社，2019.

29.宋书功.中国古代养生集要［M］.北京：中医古籍出版社，2021.